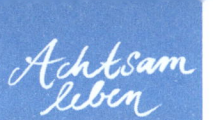

Laura Milojevic

Achtsam essen und genießen

SCORPIO

Laura Milojevic ist Ernährungswissenschaftlerin und Psychotherapeutin in Wien. Sie leitet Achtsam-essen-Kurse und integriert achtsamkeitsbasierte Ansätze in die Behandlung von Essstörungen und Übergewicht. www.essperiment.at

MIX
Papier aus verantwortungsvollen Quellen
FSC® C084279

© 2016 Scorpio Verlag GmbH & Co. KG, München
Umschlaggestaltung: Hauptmann & Kompanie Werbeagentur, Zürich
Satz: Nadine Wagner, München
Druck und Bindung: Print Consult, München
ISBN 978-3-95 803-047-3
Alle Rechte vorbehalten.
www.scorpio-verlag.de

Inhalt

Herzlich willkommen!

Sie haben soeben zu diesem Buch mit dem Titel »Achtsam essen und genießen« gegriffen. Hat Sie die Vorstellung, achtsam zu essen, angesprochen und neugierig gemacht? Kann es sein, dass einer der folgenden Punkte auf Sie zutrifft?

- Ist das Thema Essen für Sie immer noch ein K(r)ampf, obwohl Sie bereits etliche Diäten ausprobiert haben?
- Tendieren Sie trotz deutlichen Hungergefühls eher zu Mini-Portionen, um Kalorien zu sparen?
- Oder essen Sie gewohnheitsmäßig weiter, auch wenn Sie längst satt sind?
- Essen Sie nebenbei, während Sie gleichzeitig fernsehen, im Internet surfen oder Ihre E-Mails lesen?
- Sind Sie mit Ihrem Körpergewicht bzw. Ihrer Figur unzufrieden?
- Fühlen Sie sich in Ihrem Körper so unwohl, dass Sie manchmal soziale Kontakte meiden und auf Aktivitäten verzichten, die Ihnen eigentlich Spaß machen würden?
- Sind belastende Gefühle – wie z. B. Frust, Trauer,

Einsamkeit – Auslöser für Ihre Schwierigkeiten mit dem Essen?

Wenn Sie eine oder mehrere Fragen mit einem Ja beantwortet haben, dann wissen Sie bereits aus eigener Erfahrung, was es bedeutet, achtlos zu essen. Man kann es auch unbewusst, ferngesteuert oder unkontrolliert essen nennen. In unserer schnelllebigen Zeit ist achtloses Essen allgegenwärtig. Vielen Menschen fällt es zunehmend schwer zu entscheiden, was, wann und wie viel sie essen sollten. Widersprüchliche Ernährungsempfehlungen, unterschiedlichste Regeln und Verbote im Rahmen diverser Diäten sowie wöchentlich neue Tipps aus den Medien sorgen für zusätzliche Verunsicherung und suggerieren uns, wir könnten unseren eigenen Körpersignalen nicht mehr trauen. Die ständige Beschäftigung mit dem Thema Essen wird von immer mehr Menschen als sehr belastend, fast schon zwanghaft erlebt und kann sogar zur Quelle jahrelangen Leidens werden.

Als Psychotherapeutin und Ernährungswissenschaftlerin höre ich jeden Tag aufs Neue Lebens- und Leidensgeschichten voller Selbstgeißelung, Schuld- und Schamgefühlen im Zusammenhang mit dem Essverhalten, dem Gewicht oder der Figur. Ihr negatives Selbstbild macht es den Betroffenen unmöglich, entspannt oder gar genussvoll zu essen. Dabei kann Essen eine freudvolle, sinnliche Erfahrung sein, die alle Ebenen gleichzeitig anspricht: unseren Körper, unseren Geist und natürlich unser Herz! Auf der Suche nach geeigneten Methoden, um meinen KlientInnen diese genussvollen Seiten des Essens zugänglich zu machen, bin ich auf das achtsame Essen gestoßen, das dort ansetzt, wo die vielfältigen Verknüpfungen zwischen Essen und Psyche entstehen. Genau darin liegt das besondere Potenzial dieser hilfreichen und wirksamen Methode.

Und nein, achtsam Essen ist keine neue Diät. Wir reden nicht über Kalorien, Körpergewicht oder Speisepläne. Die hier vorgestellte Methode des achtsamen Essens beschäftigt sich vielmehr mit den unbewussten Aspekten rund um unser Essverhalten: wann wir essen, warum wir essen, wo wir essen und wie wir essen. Was Sie dabei essen, bleibt Ihnen überlassen. Es gibt keine Verbote.

Beim achtsamen Essen erforschen Sie Ihre Glaubenssätze und Gewohnheiten rund ums Essen und werden sich Ihrer Körperempfindungen, Gedanken und Gefühle beim Essen bewusst. Dadurch wird es möglich, adäquat auf Ihre Körpersignale zu reagieren. Einzige Voraussetzung: Sie müssen beim Essen mit all Ihren Sinnen wirklich »anwesend« sein. Die gute Nachricht gleich vorweg: *Achtsam zu essen ist uns allen in die Wiege gelegt.* Auch Sie kennen das achtsame Essen bereits und können es. Als Kinder haben wir alle achtsam gegessen. Und jedes Mal, wenn wir als Erwachsene im Urlaub oder in einem Restaurant ein unbekanntes Gericht, eine exotische Frucht oder ein neuartiges Getränk bestellen – oder daheim ein spannendes neues Rezept ausprobieren, erleben und genießen wir die positive Wirkung des achtsamen Essens. Sie wissen nicht, was gemeint ist? Darf ich Ihrem Gedächtnis etwas auf die Sprünge helfen, indem ich Sie zu einer kleinen kulinarischen Verführung einlade?

»ACHTSAMKEITSÜBUNG«

Etwas essen, als sei es das erste Mal

Wann haben Sie das letzte Mal etwas gegessen wie beim allerersten Mal? Mit der gleichen neugierigen, offenen, aufmerksamen und urteilsfreien Haltung, als würden Sie die Speise zum ersten Mal in Ihrem Leben probieren? Lassen Sie uns gemeinsam von der Achtsamkeit kosten, indem wir einfach mal annehmen, Sie hätten noch nie zuvor einen Schokoladenkuchen gegessen. Sie haben also absolut keine Vorstellung davon, wie ein Stück Sachertorte, »Death by chocolate« oder ein Brownie schmeckt. Sie beschließen, einen Versuch zu wagen und dieses Dessert erstmalig mit all Ihren Sinnen zu erforschen. (Sie können die Übung mit jeder beliebigen Süßigkeit ausprobieren und die Beschreibung einfach entsprechend anpassen.)

- Legen Sie das Kuchenstück auf einen Teller. Alle anderen Gedanken, Sorgen oder Gefühle lassen Sie jetzt bewusst los und konzentrieren sich ganz auf die Signale, die Sie mit Ihren Sinnesorganen wahrnehmen können. Zunächst betrachten Sie den Kuchen von allen Seiten. Welche Form hat er? Welche Farbe? Vielleicht erkennen Sie verschiedene Schichten? Gibt es eine Füllung? Oder eine Glasur? Und wie duftet er? Können Sie unterschiedliche Aromen wahrnehmen? Wie würden Sie diese beschreiben? Süßlich? Herb? Vanilleartig? Gibt es fruchtige, würzige oder erdige Duftnoten?
- Sie nehmen nun ein ausreichend großes Stück auf Ihre Gabel und führen es langsam zum Mund. Wie fühlt es sich an Ihren Lippen an, welche Konsistenz hat es? Und welche Temperatur?

- Als Nächstes nehmen Sie den ersten Bissen in den Mund, lassen Ihre Zunge seine Beschaffenheit erkunden und beobachten beim Kauen, wie sich Geschmack und Konsistenz zunehmend verändern. Ist das Stück in Ihrem Mund saftig oder trocken? Cremig oder flaumig? An der Oberfläche fest durch eine Glasur? Im Innern weich, vielleicht sogar mit einem flüssigen Kern? Wenn Sie jetzt bewusst noch einmal tief ein- und ausatmen, ändert das etwas am Geruch oder am Geschmack?

- Kauen Sie langsam und gründlich und schenken dem Bissen Ihre ungeteilte Aufmerksamkeit. Konzentrieren Sie sich ganz auf die Empfindungen in Ihrem Mund und achten nach dem Schlucken darauf, ob Sie eine Veränderung in Ihrem Magen wahrnehmen können und wie Ihr Körper darauf reagiert.

Auf diese Weise entschleunigen Sie den Prozess des Essens und verbinden sich mit all den nährenden und wohltuenden Aspekten, die Ihnen jeder einzelne Bissen zu bieten hat. Und vermutlich machen Sie ähnliche Erfahrungen wie die TeilnehmerInnen in meinen Kursen, die oft erstaunt feststellen:

»Wenn ich achtsam esse, brauche ich weniger, habe aber gleichzeitig viel mehr davon. Ich hätte nicht gedacht, dass diese kleine Portion mich so zufrieden und satt machen kann.«

Mit zunehmender Übung wird es auch Ihnen gelingen, Ihre Hunger- und Sättigungsgefühle wieder deutlich wahrzunehmen. Sie können sich dann von diesen inneren Signalen leiten lassen und angemessen darauf eingehen – und werden somit zum Experten für Ihr eigenes Essverhalten. Achtloses Essen reduziert sich, Zufriedenheit und Genuss beim Essen nehmen zu. Die erhöhte Selbstwahrnehmung ermöglicht Ihnen auch, bisher unbewusste Verknüpfungen zwischen emotionalen Bedürfnissen und Essen achtsam zu erforschen, neu zu bewerten, Verständnis für sich zu entwickeln und dadurch schwierige Gefühle zu beruhigen und Ihre Selbstakzeptanz zu stärken.

Auf diesem Weg möchte ich Sie gerne begleiten und Ihnen Schritt für Schritt zeigen, wie Sie das neue Werkzeug auch in Ihrem hektischen Alltag wirksam einsetzen können und damit wieder einen entspannten Zugang zum Thema Essen finden.

Das klingt interessant für Sie?

Dann kann die Reise ja beginnen …

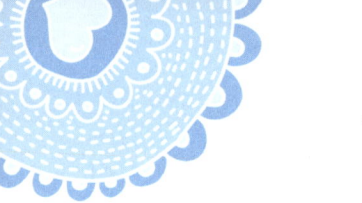

1

Genießen Sie schon oder essen Sie bloß?

Verschwindet Ihr Essen auch auf wundersame Weise vom Teller und wandert direkt auf Ihre Hüften, ohne dass Sie etwas von seinem Geschmack oder gar Genuss mitgekriegt hätten? Willkommen in der Welt des achtlosen Essens!

Achtlos essen: Der Preis der Schnelllebigkeit

In Zeiten von Multitasking und ständiger Erreichbarkeit essen wir alle immer wieder einmal unachtsam, während wir gleichzeitig telefonieren, nebenbei E-Mails beantworten oder zu unserem nächsten Termin eilen. Manchmal greifen wir automatisch zu, weil ein leckeres Sandwich angeboten wird oder wir an köstlich duftendem Kuchen einfach nicht vorbeigehen können. Ein anderes Mal, wenn es besonders stressig ist oder uns schwierige Gefühle überwältigen, sucht unsere Hand wie ferngesteuert nach unserem Lieblingssnack, um uns damit zu beruhigen oder zu trösten. Der Einfluss der Werbung, soziale Zwänge, die Marketingtricks der Supermärkte sowie unzählige andere Gründe verleiten uns ständig dazu, im Alltag achtlos zu essen. Wir leben in einer Überflussgesellschaft, in der essen und trinken immer und überall möglich ist. Gleichzeitig bewegen wir uns immer weniger, weil uns die Technik immer mehr Arbeit abnimmt. Wenn man dann noch bedenkt, dass Mutter Natur uns mit einer Vorliebe für Fettes und Süßes ausgestattet hat und wir – ebenfalls genetisch bedingt – weiteressen können, selbst wenn wir längst satt sind, weil beides im Laufe der Evolution die Überlebenschancen unserer Vorfahren verbesserte, wird schnell klar, warum achtloses Essen auf Dauer zu Übergewicht und verschiedenen Gesundheitsproblemen führen kann. Die Versuchung ist dann groß, es mit einer Diät zu versuchen, irgendwelche Wunderpillen zu testen oder kalorienreiche Lebensmittel zu meiden. Das Verlockende an Diäten ist, dass sie eine gewisse Struktur bieten, uns sämtliche Entscheidungen beim Thema Essen abnehmen und somit vieles scheinbar vereinfachen. Diäten vermitteln das Gefühl, wieder Kontrolle über das eigene Essverhalten zu haben. Leider bringen sie uns nichts über unsere Gewohnheiten beim Essen bei oder wie wir diese ändern können, da sich Diäten ausschließlich auf äußere Aspekte beziehen (z.B. Gewicht, Kalorien, Portionsgrößen, erlaubte/verbotene Lebensmittel usw.), während die tatsächlichen Signale aus unserem Körper völlig unbeachtet bleiben. *Das ist auch der Grund, warum Diäten langfristig zum Scheitern verurteilt sind. Weder vermitteln sie Wege zurück zum »normalen« Essen, noch bringen sie uns bei, wie man eine kluge und dennoch flexible Speisenauswahl trifft, die gleichzeitig auch genussvolles Essen ermöglicht.*

»Die einfach durchzuführenden Achtsam-essen-Übungen haben mir langfristig geholfen, meine Mahlzeiten intensiver zu genießen und langsamer zu essen. Das Essen macht wieder Spaß, weil mich kein schlechtes Gewissen mehr plagt. Ich kann auch deutlich früher aufhören zu essen, weil ich satt bin und es auch rechtzeitig merke. Dadurch fühle ich mich wieder wohl in meinem Körper.«

Sabine, 32 Jahre

Meine Essgewohnheiten

Mit den nachfolgenden Aussagen können Sie testen, ob bzw. wie sehr Ihr Essverhalten durch achtloses Essen bestimmt wird. Zutreffendes bitte ankreuzen!

- Ich spüre nicht, wann ich angenehm satt bin.
- Mein Gewicht schwankt stark.
- Wenn in mir ein heftiges Verlangen nach Essen aufkommt, verliere ich die Kontrolle über mein Essverhalten.
- Wenn mir langweilig ist oder ich mich einsam fühle, fange ich an zu essen.
- Ich kann nicht zwischen körperlichem und emotionalem Hunger unterscheiden.
- Ich habe Angst vor Hungergefühlen, daher lasse ich Hunger gar nicht erst aufkommen.
- Wenn es mir schlecht geht, kreisen meine Gedanken ständig ums Essen.
- Ich berechne immer automatisch die Kalorien beim Essen.
- In stressigen Zeiten esse ich mehr, weil es mir hilft, mich zu entspannen.
- Schwierige Gefühle betäube ich oft mit Essen.

- Ich muss den Teller immer leer essen.
- Ich habe unzählige Diäten versucht, aber ich bin nicht diszipliniert genug, um sie länger durchzuhalten.
- Ich esse, ohne den Geschmack oder den Geruch der Speisen wahrzunehmen.
- Wenn ich etwas Verbotenes / Ungesundes esse, habe ich ein schlechtes Gewissen.
- Ich mache mir ständig Gedanken über mein Gewicht und meine Figur.
- Ich neige zu häufigen Snacks zwischendurch.
- Ich esse, ohne hungrig zu sein, und höre erst auf, wenn ich zum Platzen voll bin.

Je mehr der obigen Aussagen Sie zugestimmt haben, umso stärker beeinflusst achtloses Essen Ihre Essgewohnheiten. Aber bevor Sie jetzt anfangen, sich dafür zu kritisieren, dass Sie Ihr Essverhalten nicht im Griff haben, oder sich sorgen, dass Sie es angesichts der gescheiterten Versuche der Vergangenheit auch in Zukunft nicht schaffen werden, möchte ich Sie gerne an einen Ort einladen, der von vielen Menschen unterschätzt und meistens gar nicht wahrgenommen wird: den gegenwärtigen Moment.

Im Hier und Jetzt findet unser Leben statt, sind Genuss und Geschmack wahrnehmbar und Verhaltensänderungen tatsächlich möglich.

Vergangenes können wir nicht umschreiben, Zukünftiges nicht vorhersehen, aber wir können in der Gegenwart bei uns selbst ankommen und mithilfe unserer Sinne einen neuen Umgang mit unserem Essen, unserem Körper und letztlich mit uns selbst erlernen.

Achtsam essen: Der wahre Luxus in unserer Konsumgesellschaft

Der US-amerikanische Wissenschaftler Jon Kabat-Zinn entwickelte bereits Ende der 1970er-Jahre das erste achtsamkeitsbasierte Programm zur Stressbewältigung (genannt MBSR – Mindfulness-Based Stress Reduction). Er definiert Achtsamkeit als »*Bewusstheit im gegenwärtigen Moment, ohne zu urteilen*«. Aufbauend auf seiner Arbeit stellte die amerikanische Psychologin Jean L. Kristeller im Jahr 1999 das erste Achtsam-essen-Programm vor: MB-EAT (Mindfulness-Based Eating Awareness Training). Darin betont sie, dass *die erhöhte Bewusstheit zu mehr Kontrolle beim Essen führt und somit eine wesentliche Voraussetzung ist, um langjährige Gewohnheiten unterbrechen und ein neues Essverhalten etablieren zu können.* Eine neuere Übersichtsarbeit zu dem Thema, die insgesamt 24 Studien analysierte, stellte ebenfalls fest, dass *mehr Aufmerksamkeit während der Mahlzeiten zu einer verminderten Kalorienzufuhr führte, ohne absichtliche Einschränkung beim Essen.*

Bewusst zu essen bedeutet, sowohl den Geschmack als auch die befriedigende Wirkung der verzehrten Speisen wahrzunehmen, Veränderungen der Geschmacksintensität beim Essen zu beobachten und den Übergang vom Hunger- zum Sättigungsgefühl zu spüren, sodass es leichter fällt zu entscheiden, wann man angenehm satt und zufrieden ist und die Mahlzeit beenden möchte. *Der achtsame Zugang verändert also unsere Beziehung zum Essen.*

Beim achtsamen Essen

- hören Sie auf Ihre inneren Körpersignale und lernen, Hunger- und Sättigungsgefühle wieder wahrzunehmen. Sie nehmen noch eine zweite Portion, wenn Sie hungrig sind, und lassen Essen auf dem Teller liegen, wenn Sie satt sind.
- erlauben Sie sich, ohne schlechtes Gewissen alles zu essen, verbunden mit der Intention, möglichst vielfältige Lebensmittel und Speisen

auszuwählen, die Ihnen schmecken und auch nahrhaft für Ihren Körper sind.

- lernen Sie, zwischen emotionalem und körperlichem Hunger zu unterscheiden.
- geht es Ihnen darum, Ihren Körper, Ihren Geist und Ihr Herz zu nähren.
- erforschen Sie das Essen ganz bewusst mit allen Sinnen: Sehen, Hören, Riechen, Schmecken, Tasten.
- werden Sie sich Ihrer Gedanken, Gefühle und Ihres Verhaltens beim Essen bewusst und nehmen auch deren Auswirkungen auf Ihr Essverhalten wahr, ohne sich dafür zu kritisieren.
- schaffen Sie in Ihrem Leben genügend Raum für Selbstfürsorge, um Ihre wahren Bedürfnisse zu befriedigen, sodass das Essen nicht für diesen Ausgleich sorgen muss.

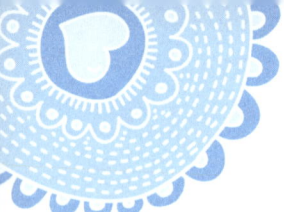

2

Viele Köche verderben den Brei

Damit Sie von den Achtsamkeitsübungen in diesem Buch profitieren können, ist es hilfreich, sich zunächst Ihre eigene innere Haltung zu Ihrem Essverhalten, Gewicht und Körperbild bewusst zu machen.

Um Ihnen die Erforschung dieser komplexen Thematik zu erleichtern, möchte ich Ihnen fünf Freundinnen vorstellen: Tina, Sarah, Clara, Lena und Petra. Auch wenn es sich um fiktive Personen handelt, repräsentieren sie unterschiedliche Einstellungen und Anteile, die in uns allen mehr oder weniger stark vorhanden sind und mir in meiner Arbeit in dieser oder ähnlicher Form von vielen Betroffenen mit problematischem Essverhalten geschildert wurden.

Jetzt haben wir den Salat!

Tina saß in ihrem Schlabberpulli und der extra weiten Jogginghose verheult auf der Couch und stopfte gedankenverloren Pralinen in sich hinein. »Jetzt sag schon, was ist passiert?« Clara wollte wissen, warum Tina eine »Notfallsitzung« einberufen hatte. Alle fünf WG-Freundinnen waren anwesend und starrten wie gebannt auf Tina. »David hat mich abserviert!« Tina schluchzte heftig. Sie war seit einigen Jahren Single und hatte David erst vor wenigen Wochen kennengelernt und sich Hals über Kopf in ihn verliebt. Endlich ein Mann, bei dem sie das Gefühl hatte, den Rest ihres Lebens mit ihm verbringen zu wollen. Und nun war nach dem dritten Date bereits Schluss.

»Wie bitte? Das kann doch nicht sein!?«, murmelte Petra fassungslos. »Warum? Hast du was Falsches gesagt? Oder dich komisch benommen? Du hast hoffentlich nicht diese viel zu enge Jeans angehabt, oder etwa doch? Ich hab dir gleich gesagt, dass du in der unmöglich aussiehst, na ja, bei deiner jetzigen Figur …« Clara, kritisch und gnadenlos wie eh und je, teilte eine verbale Ohrfeige nach der anderen aus. Tränen kullerten über Tinas Gesicht.

»Hör auf damit, Clara! Das ist nicht hilfreich.« Petra warf Clara einen bitterbösen Blick zu und nahm Tina tröstend in den Arm. »Nein, nein. Sie wird schon recht haben«, schluchzte Tina. »Ich weiß gar nicht, was ich mir da eingebildet habe. So, wie ich aussehe, hab ich ihn doch gar nicht verdient! Welcher Mann möchte schon mit einem hässlichen Entlein wie mir zusammen sein? Mein Hintern ist überdimensional, mein Bauch zu fett und die Oberschenkel machen jedem Wackelpudding Konkurrenz! Ich hasse mich!« Tina war seit Längerem mit ihrem Aussehen unzufrieden und interpretierte Davids Abfuhr als Bestätigung dafür, dass sie nicht schlank genug, nicht attraktiv genug, nicht liebenswert genug war. Einfach nicht genug. »Was stimmt denn nicht mit mir? Warum bin ich so undiszipliniert? Warum krieg ich mein Gewicht einfach nicht in den Griff? Ich hab doch schon so viele Diäten ausprobiert! Ich werde für immer allein bleiben! Was soll ich jetzt bloß tun?« Tina blickte völlig verzweifelt in die Runde.

»Abnehmen! Zehn Kilo müssen auf jeden Fall runter! Und außerdem solltest du endlich in das Fitnesscenter gehen, in dem du seit drei Monaten Mitglied bist und bisher nur zweimal vorbeigeschaut hast.« Lena war in solchen Situationen nie um eine nüchterne Antwort verlegen. Leider konnte sie nur mit überhöhten Ansprüchen aufwarten, weshalb sie von den Freundinnen auch »Miss Perfect« genannt wurde. Jetzt fühlte sich auch Sarah angesprochen, die stets versuchte, ihr Umfeld zu Höchstleistungen anzutreiben. »Mindestens fünfmal Sport in der Woche muss sein, sonst bringt das gar nix! Und wir können im Internet schauen, ob wir einen Diätplan für dich finden. Und diese neuen Eiweißshakes musst du dir unbedingt besorgen! Ab morgen wird nur noch gesund gegessen! Ich hol meinen Laptop und wir erstellen gleich mal einen Plan für dich.«

Sarahs ambitionierte Herangehensweise stimmte Clara eher skeptisch. »Das hat beim letzten Mal schon nicht geholfen. Warum sollte es diesmal klappen? Sie sagt doch selbst, dass sie nicht diszipliniert genug ist. Das schafft sie nie!« Tina kannte all die Ratschläge mittlerweile auswendig. Und nein, sie waren wirklich nicht hilfreich. Sie hatte das Gefühl, schon wieder versagt zu haben. Und bei diesem Gedanken kamen wie immer Scham- und Schuldgefühle in ihr hoch, schließlich hatte sie sich ja selbst in diese Situation gebracht. Plötzlich fühlte sie sich klein und ohnmächtig, minderwertig und hässlich. Es war, als würde sie gerade von einer riesigen Welle überrollt. Das Einzige, woran sie im Moment denken konnte, war: essen! Wortlos öffnete sie die zweite Packung Pralinen und stopfte sich gleich mehrere auf einmal in den Mund.

»Na toll! Jetzt haben wir den Salat! Das habt ihr mit eurem blöden Gerede wieder wunderbar hingekriegt! Ihr macht sie nur fertig damit!« Petra war die Einzige in der Gruppe, die nichts von Diäten, übertriebenem Sport oder Selbstgeißelung hielt, doch gegen das eingespielte Trio aus der Kritikerin Clara, der Perfektionistin Lena und der Antreiberin Sarah war sie einfach machtlos.

Haben auch Sie Freundinnen wie Clara, Lena und Sarah? Oder finden Sie deren Benehmen unmöglich und hätten ihnen angesichts der verletzenden Bemerkungen längst die Freundschaft gekündigt? Sind Sie wirklich sicher? Wenn wir dieses Verhalten von anderen vorgelebt bekommen, nehmen wir die harsche Kritik, die unrealistischen Erwartungen und den immensen Druck, der dadurch ausgelöst wird, bewusster wahr. Aber wie sieht es aus, wenn sich das alles in unseren eigenen Köpfen abspielt?

Clara, Lena und Sarah stehen stellvertretend für innere Stimmen, für die Art und Weise, wie viele Menschen mit Essproblemen mit sich selbst reden bzw. über sich denken, wobei das obige Beispiel sogar noch harmlos ist. Die meisten gehen noch viel strenger mit sich ins Gericht, verbunden mit gnadenloser Selbstkritik, Selbstentwertung bis hin zu massiver Selbstverachtung. Das daraus abgeleitete negative Selbstbild schädigt das Selbstwertgefühl enorm und führt letztlich zu sozialem Rückzug, da sich die Betroffenen aus Scham nichts anmerken lassen wollen und dann allein sind mit all den belastenden Gefühlen, Gedanken und der Anspannung im Körper. Die einzige Bewältigungsstrategie, die sie in solchen Situationen kennen, ist essen, womit sie einen Teufelskreis schaffen, aus dem sie nicht mehr herausfinden. Den Auswirkungen dieser dauerhaften Stresssituation widme ich mich ausführlich im dritten Kapitel. Vorher möchte ich Sie jedoch einladen zu überprüfen, inwieweit Sie diese Anteile auch bei sich selbst erkennen können und welche unbewussten Glaubenssätze damit verbunden sind.

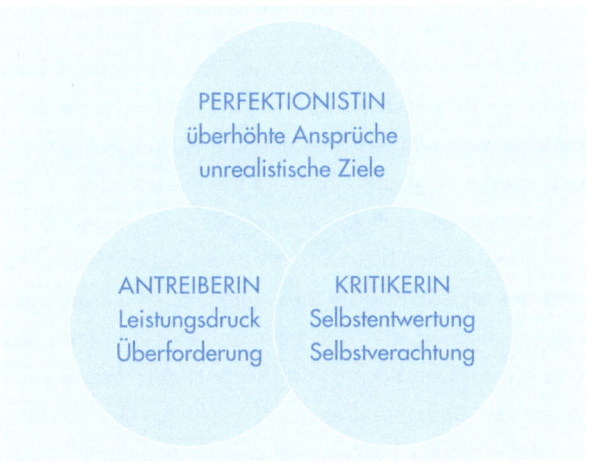

PERFEKTIONISTIN
überhöhte Ansprüche
unrealistische Ziele

ANTREIBERIN
Leistungsdruck
Überforderung

KRITIKERIN
Selbstentwertung
Selbstverachtung

Die innere Perfektionistin: Zehn Kilo müssen noch runter!

Die innere Perfektionistin sucht ständig nach Möglichkeiten, uns zu verbessern und absolut vollkommen zu machen. Dies bezieht sich nicht nur aufs Essen, unseren Körper oder unser Aussehen, sondern auf alle Lebensbereiche. Wenn schon perfekt, dann aber auch in jeder Hinsicht! Die Standards, die sie dabei vorgibt, sind schlichtweg unerreichbar.

»ACHTSAMES ERFORSCHEN«

Ich möchte Sie nun einladen, sich mit der Stimme Ihrer Perfektionistin vertraut zu machen. Nehmen Sie dazu eine bequeme Sitzposition ein. Die Haltung ist aufrecht und würdevoll, sodass Ihr Atem frei fließen kann. Wenn es Ihnen angenehm ist, können Sie Ihre Augen dabei schließen. Atmen Sie ein paarmal ganz bewusst tief ein und aus und richten Sie Ihre Aufmerksamkeit auf Ihren Körper. Einfach nur wahrnehmen, wie Sie hier sitzen und atmen. Den Kontakt des Körpers zum Sessel und / oder zum Boden spüren. Und auch den Raum wahrnehmen, den Ihr Körper jetzt gerade einnimmt. Treffen

Sie nun die bewusste Entscheidung, sich wohlwollend und neugierig Ihrer inneren Perfektionistin zuzuwenden, und stellen Sie sich folgende Fragen.

- Welche Erwartungen hat die Perfektionistin hinsichtlich Ihres Essverhaltens? Ihres Aussehens? Ihres Körpergewichts bzw. Ihrer Figur?
- Woher stammen diese Ideale?
- Wie realistisch sind die Ziele der Perfektionistin?
- Welchen Preis müssen Sie zahlen, um zu erreichen, was die Perfektionistin von Ihnen erwartet?
- Was wären alternative Ziele, die sich an Ihren tatsächlichen Möglichkeiten orientieren? Was wäre der erste kleine Schritt in diese Richtung?

Bleiben Sie nach jeder Frage ruhig sitzen und achten darauf, ob Antworten in Ihnen auftauchen. Versuchen Sie, einfach nur zuzuhören, ohne zu werten oder ablehnend zu reagieren. Vielleicht hilft Ihnen ein Bild dabei, eine offene und neugierige Haltung einzunehmen: Sie könnten sich etwa vorstellen, dass ein kleines Kind Ihnen unbedingt etwas erzählen möchte und einfach munter drauflos plappert ohne Punkt und Komma. Bemühen Sie sich, wirklich zu verstehen, was das Kind bewegt, und wenden sich ihm mit einer freundlichen, geduldigen und annehmenden Haltung zu. Mit der gleichen inneren Einstellung gilt es auch unserer eigenen Erfahrung zu begegnen, um mehr über uns selbst zu lernen. Und vielleicht haben Sie Lust, die Antworten, Erkenntnisse oder auch Fragen, die dabei auftauchen, gleich hier in diesem Buch zu notieren, um Ihre Entdeckungsreise durch bisher unbekannte innere Landschaften festzuhalten.

MEINE REFLEXIONEN
ZUR INNEREN PERFEKTIONISTIN

....

....

....

....

....

....

....

....

....

....

Die innere Antreiberin: Ab morgen Sport und gesundes Essen!

Die innere Antreiberin sagt uns ganz genau, was zu tun ist, um das Ziel der Perfektionistin zu erreichen. Sie wird auch nicht müde, uns ständig daran zu erinnern, uns zur Selbstdisziplin zu ermahnen und unter Druck zu setzen, am liebsten mit einer elend langen To-do-Liste. Bezogen auf das Thema Essen / Figur sucht sie nach den neuesten Diättrends, erstellt einen strengen Sportplan und treibt uns dann auch ins Fitnesscenter oder auf die Laufstrecke. Es gibt ein neues Abnehmprodukt auf dem Markt? Auf die Liste damit und gleich morgen besorgen! Wenn die Antreiberin zur Höchstform aufläuft, haben wir das Gefühl, in einem Hamsterrad gefangen zu sein.

»ACHTSAMES ERFORSCHEN«

Auch der inneren Antreiberin können wir uns freundlich und interessiert zuwenden, um zu erfahren, welche Botschaften sie uns zu vermitteln versucht. Setzen Sie sich wieder aufrecht, aber dennoch entspannt hin. Schließen Sie Ihre Augen und atmen Sie ein paarmal tief ein und aus. Lassen Sie dann den Atem wieder im eigenen Rhythmus kommen und gehen. Richten Sie Ihre Aufmerksamkeit in Ihren Körper hinein und nehmen ihn ganz bewusst wahr, die Sitzposition, den Kontakt des Körpers zur Unterlage. Einfach nur sitzen und wahrnehmen, was jetzt gerade präsent ist. Es gibt nichts zu leisten, zu erreichen oder zu verbessern. Erlauben Sie Ihrer Erfahrung, genau so zu sein, wie sie in diesem Moment ist. Dann fragen Sie sich:

- Was sind die persönlichen Botschaften Ihrer Antreiberin? Wenn sie die Sätze »Du musst ...!« oder »Sei ...!« vervollständigen sollte, was würde sie dann sagen?
- Was würde passieren, wenn Sie nicht mehr auf Ihre Antreiberin hören?
- Angenommen, Ihre Antreiberin beschließt, Sie ab sofort auf eine freundliche Art zu unterstützen und zu motivieren, wie würden ihre Botschaften dann klingen? Was würde sich dadurch ändern?

Bleiben Sie wieder ruhig sitzen und seien Sie neugierig, welche Antworten auftauchen. Notieren Sie das Erlebte anschließend.

MEINE REFLEXIONEN
ZUR INNEREN ANTREIBERIN

....

....

....

....

....

....

....

....

....

....

....

Die innere Kritikerin: So, wie du aussiehst, wird dich nie jemand mögen!

Die Dritte im Bunde, die innere Kritikerin, ist zugleich die größte Hürde, wenn es darum geht, uns in irgendeiner Form zu verändern. Egal, was wir auch versuchen, sie hat stets etwas daran auszusetzen. Ihre Grundaussage lässt sich in etwa so zusammenfassen: »Es gibt nur einen einzigen richtigen Weg, und du machst es wieder einmal falsch!« Die Kritikerin lebt dabei von Vergleichen: »Du hast es bisher nicht auf die Reihe gekriegt, wie kommst du dann auf die lächerliche Idee, dass es diesmal klappen sollte?« Oder: »Bei der Party gestern Abend haben deine Freundinnen alle toll ausgesehen, nur du hattest so ein jämmerliches Outfit an und eine unmögliche Frisur! Was hast du dir bloß dabei gedacht?« Der Tonfall kann schroff, herablassend oder streng sein, manchmal auch angewidert oder extrem zynisch.

Die Kritikerin ist allerdings nicht per se böse, auch wenn das jetzt so klingen mag. Es handelt sich bei ihren Aussagen oftmals um früh verinnerlichte Botschaften von wichtigen Bezugspersonen, die uns vermittelt haben, was richtig und was falsch ist, was erlaubt und was verboten ist und auch, wann wir – in ihren Augen – brav und wann wir schlimm sind, sprich wann wir ihre Liebe und Zuwendung »verdient« haben und wann nicht. Die innere Kritikerin will im Grunde genommen nur verhindern, dass wir etwas tun, was diese Bezugspersonen (häufig, aber nicht unbedingt die Eltern) nicht billigen würden. Ihre ursprüngliche Motivation war also, uns zu schützen und uns die Liebe unserer Bezugspersonen zu sichern. Leider werden innere Kritiker aufgrund von unterschiedlichen Lebensumständen oft in extreme Positionen gedrängt, wo sie dann gar nicht mehr hilfreich sind. Sie halten an Verhaltensweisen fest, die vielleicht in der Vergangenheit nützlich waren, in der Gegenwart aber hinderlich sind. Damit haben sie die Macht, uns bezüglich unseres Verhaltens im Status quo gefangen zu halten, weil sie glauben, dass wir nur innerhalb dieser engen Grenzen sicher sind. Das macht verständlicherweise jede Verhaltensänderung so gut wie unmöglich und hält uns davon ab, unser volles Potenzial zu entfalten und wirklich wir selbst zu sein.

Jedes Mal, wenn Sie innerlich Formulierungen hören wie »Du solltest …«, »Du solltest nicht …«, »Nie machst du …«, »Immer hast du …« oder strikte Einteilungen wie gesund – ungesund, erlaubt – verboten, gut – schlecht usw., ist die Kritikerin am Werk. Diesen inneren Dialog gilt es wahrzunehmen, und das gelingt mit zunehmender Achtsamkeitspraxis immer leichter. Gleichzeitig ist es wichtig, sich bewusst zu machen, dass man den Inhalt dieses Dialogs nicht glauben muss. Wir können alles Mögliche denken, aber es entspricht nicht automatisch der Wahrheit. Es sind keineswegs immer Tatsachen, Fakten und reale Ereignisse, die uns durch den Kopf gehen.

Es klingt jetzt vielleicht irritierend, provokant oder vielleicht sogar esoterisch, aber es ist tatsächlich Ihre Entscheidung, wie viel Macht Sie Ihren Gedanken geben und welche Sie »füttern«.

»Glauben Sie nicht alles, was Sie denken! Gedanken sind bloß Gedanken.«

Allan Lokos

Vielleicht hilft Ihnen eine kurze überlieferte Geschichte, um zu verstehen, was ich damit meine:

Der Indianer und die Wölfe

Ein alter Indianer erzählte seinem Enkel von einer großen Tragödie und wie sie ihn nach vielen Jahren immer noch beschäftigte. »Was fühlst du, wenn du heute darüber sprichst?«, fragte der Enkel. Der Alte antwortete: »Es ist, als ob zwei Wölfe in meinem Herzen kämpfen. Der eine Wolf ist rachsüchtig, aggressiv und grausam. Der andere hingegen ist liebevoll, sanft und mitfühlend.« Der Enkel fragte: »Welcher Wolf wird den Kampf in deinem Herzen gewinnen?« »Der Wolf, den ich füttere!«, antwortete der Alte.

Wie können Sie erkennen, ob Sie unter dem Einfluss der inneren Kritikerin stehen? Immer dann, wenn Sie einen deutlichen Wechsel Ihrer Energie oder Gefühlslage ins Negative bemerken, ist die Wahrscheinlichkeit hoch, dass die Kritikerin das Kommando übernommen hat. Wenn also gerade noch alles in Ordnung war, aber plötzlich fühlen Sie sich schwach, klein, wertlos, hässlich, gedemütigt oder werden auf einmal von Schuld- und Schamgefühlen überwältigt. Solche Situationen bieten eine gute Gelegenheit, um mit Achtsamkeit zu erforschen, was gerade eben passiert ist.

»ACHTSAMES ERFORSCHEN«

Wählen Sie beim ersten Mal nicht gleich einen der schlimmsten Momente Ihres Lebens aus, eher ein Beispiel, wo Sie die Belastung auf einer Skala von 1 bis 10 bei 4 bis maximal 5 einschätzen würden. Vielleicht fällt Ihnen etwas ein, das erst vor Kurzem passiert ist, sodass Sie sich noch gut an die Details erinnern können. Welche kritischen Gedanken oder Bewertungen sind Ihnen damals durch den Kopf gegangen? Was haben Sie zu sich selbst gesagt? Notieren Sie die Aussagen der Kritikerin und wie ihre Stimme geklungen hat.

SÄTZE DER INNEREN KRITIKERIN

....

....

....

....

....

....

Als Nächstes gehen Sie in den Dialog mit Ihrer inneren Kritikerin.

Wählen Sie für die Übung einen Zeitpunkt, wo Sie wirklich ungestört sind. Nehmen Sie eine möglichst entspannte, aufrechte Sitzhaltung ein. Die Füße liegen flach und parallel auf dem Boden. Die Arme ruhen locker auf den Oberschenkeln oder im Schoß. Die Augen dürfen jetzt sanft zufallen. Nehmen Sie zunächst ein paar tiefere Atemzüge und lassen dann den Atem wieder im natürlichen Rhythmus ein- und ausströmen. Richten Sie nun Ihre Aufmerksamkeit auf jene Stelle im Körper, wo Sie den Atem jetzt gerade am deutlichsten wahrnehmen, wo auch immer das im Moment sein mag. Es gibt hier kein Falsch und kein Richtig. Nehmen Sie die Bewegungen wahr, die bei jedem Atemzug in Ihrem Körper ablaufen. Einfach einige Minuten lang nur die Atmung mit Ihrer Aufmerksamkeit begleiten.

Und nun treffen Sie die bewusste Entscheidung, sich Ihrer inneren Kritikerin mit freundlicher Neugier zuzuwenden, und stellen ihr die folgenden Fragen:

- Ist es wirklich wahr, dass ich so bin, wie du es behauptest?
- Warum glaubst du, so mit mir reden zu müssen?

- Was würde passieren, wenn ich etwas anderes glauben würde als das, was du sagst?
- Wen oder was möchtest du beschützen?
- Wenn du wieder zu deiner ursprünglichen Motivation, nämlich mich zu beschützen, zurückkehren würdest, was würdest du dann in deiner neuen Funktion als wohlwollende Freundin zu mir sagen?

Bleiben Sie ruhig sitzen und offen für mögliche Antworten, die vielleicht auftauchen. Auch diesmal lade ich Sie ein, Ihre Erfahrungen kurz schriftlich festzuhalten.

MEINE REFLEXIONEN
ZUR INNEREN KRITIKERIN

....

....

....

....

....

....

3

Essen und Psyche

Den Zusammenhang zwischen unserem seelischen Befinden und dem Essverhalten hat wohl jeder schon einmal am eigenen Leib erlebt. Während Frischverliebte mühelos »von Luft und Liebe« leben können, führen unangenehme Gefühle, wie sie z.B. in Stresssituationen auftreten, bei vielen Menschen dazu, dass sie unkontrolliert essen.

Stress und Essen: Schwere Kost für Kopf und Bauch

Viele Menschen denken, dass Stress ein Phänomen der Neuzeit ist, doch eigentlich ist die Stressreaktion, die dabei im Körper abläuft, ein uralter Mechanismus, der im Laufe der Evolution entstanden ist, um das Überleben zu sichern.

Die Faktoren, die eine Stressreaktion auslösen, sind heute freilich andere als in der Steinzeit. Ursprünglich hat sich dieses biologische Programm entwickelt, damit wir bei drohender Gefahr blitzschnell reagieren können. Stress bewirkt eine Vielzahl von körperlichen Reaktionen, die uns auf Kampf oder Flucht vorbereiten: Wir atmen schneller, Herzfrequenz und Blutdruck steigen. Es wird vermehrt Energie bereitgestellt, indem Blutzucker- und Blutfettspiegel erhöht werden. Und wo benötigen wir die Energie? In den Armen zum Kämpfen und in den Beinen zum Flüchten! Haben Sie schon einmal bemerkt, dass man unter Stress kaum ruhig sitzen kann, zu zappeln anfängt und die Arme ganz kribbelig werden? Eben! Oder bemerken Sie vielleicht ein flaues Gefühl im Magen? Das liegt daran, dass vorübergehend das Blut aus dem Magen-Darm-Trakt abgezogen wird, um vermehrt für die Muskeln zur Verfügung zu stehen. Beim Kämpfen oder Flüchten hat die Verdauung vorübergehend Pause. Auch Hungergefühle werden in der akuten Stressreaktion gedrosselt und die Geschmackswahrnehmung wird reduziert, damit uns nicht köstliche Leckereien davon abhalten, vor dem Säbelzahntiger zu flüchten.

Nachdem in lebensgefährlichen Situationen keine Zeit für logisches Denken bleibt, übernehmen andere Gehirnareale das Kommando und schalten auf »Überlebensmodus«, was extrem schnelle, automatische Reaktionen ermöglicht. Kein Wunder also, dass es uns unter Stress schwerfällt, vernünftige, wohlüberlegte Entscheidungen zu treffen. Kommt es dann tatsächlich zum Kampf oder zur Flucht, wird dabei die zuvor mobilisierte Energie verbraucht und die Stresshormone werden abgebaut. Die angespannten Muskeln lassen anschließend wieder locker und die intensiven Emotionen der Stressreaktion beruhigen sich allmählich.

Mit kurzfristigem Stress, der abreagiert werden kann, kann unser Körper also gut umgehen. Heutzutage wird unser Leben allerdings nicht mehr durch wilde Raubtiere bedroht. Die Stressfaktoren unserer Gesellschaft sind zumeist berufliche Überforderung, Existenzängste, Einsamkeit oder diverse Probleme im zwischenmenschlichen Bereich, aber auch ständiges Grübeln, Leistungsorientiertheit, Perfektionismus und Selbstkritik. Das bedeutet, dass die Stressreaktion zwar ausgelöst, aber dann nicht adäquat abgebaut wird. Wir kämpfen nicht, wir flüchten nicht. Ganz im Gegenteil, wir bewegen uns kaum noch, was zu vielfältigen gesundheitlichen Problemen führen kann, zumal viele Menschen unter Dauerstress stehen. Blutdruck und Blutzuckerspiegel bleiben erhöht,

Stresshormone zirkulieren weiter im Blut, Muskeln bleiben angespannt und intensive Gefühle und Erregung erhalten.

Stress verändert bei den meisten Menschen das Essverhalten. Studien zufolge kommt es nur bei etwa 20 % der Gestressten zu keiner nennenswerten Veränderung der Nahrungszufuhr. 40 % verlieren unter stressigen Bedingungen den Appetit. Bei den restlichen 40 % reagiert das Gehirn mit einem gesteigerten Essverlangen, wobei kalorienreiche Speisen, also solche mit erhöhtem Zucker-, Fett- und/oder Salzanteil bevorzugt werden, weil diese Präferenz im Laufe der Evolution die Überlebenswahrscheinlichkeit erhöht hat. Darüber hinaus lösen stark zucker- und fetthaltige Nahrungsmittel die Freisetzung von bestimmten Botenstoffen im Belohnungszentrum des Gehirns aus, wodurch die Stressreaktion gedämpft wird. Diese positive Wirkung führt dazu, dass unser Gehirn sich das dazugehörige Verhalten besonders gut merkt und zur Gewohnheit macht, indem es uns in stressigen Zeiten verstärkt an schmackhaftes Essen denken lässt und das Verlangen danach intensiviert.

Stress beeinträchtigt außerdem die Aktivität in jenen Gehirnarealen, die für die Selbstkontrolle beim Essen zuständig sind, sodass es schwerfällt, mit dem Essen aufzuhören.

Zusammengefasst dient das Stress-Essen zur Ablenkung vom Stress, aber auch von belastenden Gefühlen, es reduziert die Stressreaktion und führt letztendlich zur Entspannung und Beruhigung. Was momentan angenehm und entlastend wirkt, wird jedoch langfristig teuer bezahlt. Einerseits kann chronischer Stress durch die mit ihm verbundenen neurobiologischen Veränderungen zu Übergewicht führen, andererseits steigert er die Cortisol- sowie Insulinfreisetzung ins Blut, wodurch vermehrt Fett in die Bauchregion eingelagert wird.

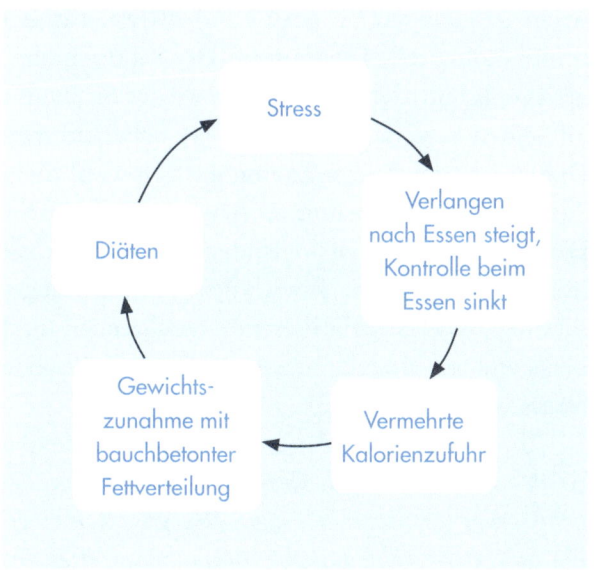

Und bauchbetonte Fettablagerungen gelten als Risikofaktor für verschiedene Stoffwechsel- sowie Herz-Kreislauf-Erkrankungen.

Diese spezifischen Auswirkungen von Stress auf das Essverhalten bzw. das Körpergewicht werden nach wie vor zu wenig berücksichtigt. Stattdessen bekommen Übergewichtige von ihrem Umfeld häufig Sätze zu hören wie: »Jetzt reiß dich endlich zusammen und iss einfach mal weniger!« Doch immer wenn Abnehmwillige ihre Kalorienzufuhr durch eine Diät drastisch einschränken, weil sie hoffen, auf diesem Wege möglichst schnell an Gewicht zu verlieren, arbeiten sie in Wahrheit gegen uralte biologische Programme: Der Kalorienmangel erzeugt im Gehirn erst recht wieder Stress mit all seinen erwähnten Folgen. Das Scheitern von Diäten ist somit vorprogrammiert! Obwohl diese Tatsache längst bekannt ist, wird die Schuld für Diätabbrüche oder mangelnden Gewichtsverlust immer noch den übergewichtigen Personen zugeschoben, was stigmatisierend, beschämend und belastend ist – und damit zusätzlichen psychischen Stress verursacht.

Achtsames Essen ist deswegen ein besonders wirksamer Ansatz zur Gewichtsregulation, weil es mit der Achtsamkeitspraxis eine effektive

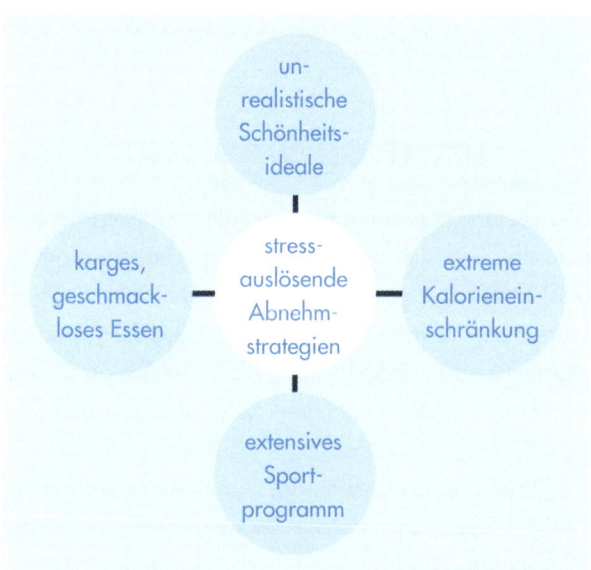

Methode zur Stressbewältigung beinhaltet und gleichzeitig die emotionalen Aspekte beim Essen berücksichtigt. Durch die Achtsamkeitsübungen kommt es im Gehirn zu tatsächlich messbaren Veränderungen vor allem in jenen Arealen, die für die Verhaltenskontrolle und die Regulation unserer Emotionen zuständig sind.

Je regelmäßiger geübt wird, umso intensiver ist das Gehirntraining und umso leichter wird eine Verhaltensänderung möglich.

Bin ich ein Stress-Esser?

Die nachfolgenden Fragen sollen Ihnen helfen herauszufinden, wie sich Stress auf Ihr Essverhalten auswirkt. Sie können Ihre Antworten wieder direkt hier im Buch festhalten. Nehmen Sie sich ausreichend Zeit, um sich möglichst viele Details über typische Auslöser, Umstände und eigene Reaktionen bewusst zu machen.

● Haben Sie das Gefühl, dass Sie unter stressigen Bedingungen mehr essen, oder vergeht Ihnen eher der Appetit?

mehr essen .

● Um welche konkreten Situationen handelt es sich dabei? Ist es vielleicht immer zur gleichen Uhrzeit? An speziellen Wochentagen? In Anwesenheit bestimmter Menschen? Eher in der Arbeit? Zu Hause mit dem Partner/der Partnerin? Oder innerhalb der Familie?

Partner, Zuhause,

- Was sind Ihre typischen inneren Stressoren? Leistungsanspruch? Grübeleien? Erwartungen an das soziale Umfeld? Welche konkreten Gedanken / Bewertungen lösen bei Ihnen Stress aus?

  Leistungsanspruch

  Grübeln

- Haben Sie, wenn Sie gestresst sind, ein Verlangen nach ganz speziellen Speisen oder Getränken? Wonach genau?

  Süßes

- Wenn Sie aufgrund von Stress essen, fühlen Sie sich danach angenehm satt? Übervoll? Oder immer noch hungrig? An welchen Körperempfindungen erkennen Sie das?

  Übervoll, immer noch

  hungrig

- Wie oft kommt Stress-Essen bei Ihnen vor? Versuchen Sie den Wert auf einer Skala von 0 (so gut wie gar nicht) bis 100 (praktisch ständig) einzuschätzen.

_50%_

- Wie ist Ihr Esstempo, wenn Sie gestresst sind? Langsam und genüsslich? Oder essen Sie schneller und/oder mehr als sonst? Oder schlingen Sie einfach alles runter, ohne wirklich zu kauen?

Schnell

- Wie gehen Sie nach dem Stress-Essen mit sich um? Kritisieren Sie sich anschließend? Oder ist es für Sie in Ordnung? Werden dadurch bestimmte Gefühle ausgelöst?

Ich bin sauer auf mich.

Und nun denken Sie ganz bewusst an eine Situation, in der Sie unter entspannten Bedingungen gegessen haben, vielleicht sogar in netter Gesellschaft. Das Essen hat Ihnen wunderbar geschmeckt, sodass Sie es wirklich genießen konnten und anschließend angenehm satt und zufrieden waren.

- Wie oft kommt dieses Genuss-Essen bei Ihnen vor? Schätzen Sie die Häufigkeit auch diesmal wieder auf einer Skala von 0 bis 100 ein.

Selten

- Wann bzw. wo ist Ihnen genussvolles Essen möglich? In Anwesenheit welcher Menschen?

Meiner Familie

- Welche Faktoren (innere bzw. in Ihrer Umgebung) tragen dazu bei, dass Sie ganz entspannt essen können?

Freunde,

Im Restaurant,

- Bevorzugen Sie in stressfreien Situationen bestimmte Speisen? Welche sind das?

Salat, Pizza,

- Wie ist Ihre Essgeschwindigkeit beim Genuss-Essen? Was nehmen Sie vom Essen wahr?

Ich geniesse nicht.

Wie es angerichtet ist.

Serviert wird

- Wie fühlen Sie sich danach? Wo im Körper spüren Sie das?

Ich fühle mich sehr wohl, entspanntes Gefühl.

Atmen Sie den Stress weg!

Gleich vorweg: Wir können Stress nicht gänzlich verhindern, denn es handelt sich hierbei um unbewusste, also automatische Abläufe. Bei jedem Menschen wird unter gewissen äußeren und inneren Bedingungen eine Stressreaktion ausgelöst. Wir verfügen allerdings über ein effektives Hilfsmittel, um den gestressten Körper wieder zu beruhigen: unseren Atem. Der Atem hat eine ganz spezielle Bedeutung für uns: Er steht nämlich an der Schwelle zwischen unwillkürlichen und willkürlichen Körperfunktionen. Einerseits strömt er ganz von allein ein und aus, andererseits können wir ihn sehr wohl steuern, indem wir bewusst tiefer oder flacher, schneller oder langsamer atmen.

Über den Atem haben wir einen wirksamen Zugang zur bewussten Körperkontrolle, und zwar auf allen Ebenen, denn die Atmung beeinflusst nicht nur den Körper, sondern auch unser Denken und Fühlen. Haben Sie schon einmal beobachtet, dass Sie, je nach Gefühlszustand, ganz unterschiedlich atmen? Sind wir nervös, gestresst oder verängstigt, atmen wir schnell und flach. Die Gedanken rasen, der Körper ist angespannt. Die Stressreaktion ist in vollem Gange! In Schreckmomenten werden wir ganz steif, das Denken setzt aus und wir halten sogar den Atem an, als würden wir erstarren. Tatsächlich ist Erstarrung neben Kampf und Flucht die dritte Verhaltensoption in stressigen Situationen. Und was tun Sie, wenn sich nach der Schrecksekunde herausstellt: »Nichts passiert! Alles gut gegangen«? Sie atmen erst einmal tief aus, die Anspannung im Körper lockert sich, denken und fühlen ist wieder möglich.

Sobald Sie bemerken, dass Sie gestresst, nervös, ängstlich oder angespannt sind (typische Auslöser für Essanfälle!), können Sie mit einer tiefen Bauchatmung ganz bewusst gegensteuern und Ihr Gehirn sozusagen austricksen, denn es schaltet aufgrund der ruhigen Atmung automatisch von »Stressmodus« auf »Entspannungsmodus« um, weil es davon ausgeht, dass alles wieder in Ordnung ist.

*Eine bewusste,
tiefe Atmung ist der erste Schritt vom
Stress-Esser zum Genuss-Esser!*

Beruhigende Atempause

Versuchen Sie eine Woche lang, sich vor jeder Mahlzeit, vor jedem Snack oder immer bei sich aufdrängenden Gedanken ans Essen zu fragen, ob Sie gerade gestresst sind. Rasen Ihre Gedanken? Sind momentan belastende Gefühle präsent? Ist Ihr Körper angespannt? Wenn ja, dann legen Sie ganz bewusst eine beruhigende Atempause ein.

- Setzen Sie sich bequem, aber möglichst aufrecht hin, sodass Ihnen die volle Atemkapazität zur Verfügung steht. Atmen Sie nun bewusst tief ein und aus. Versuchen Sie, die Atemzüge immer länger werden zu lassen, indem Sie mitzählen. Wie lange dauert das Einatmen? Zwei Sekunden? Drei Sekunden? Und das

Ausatmen? Vertiefen Sie die Atmung, bis Sie bei jedem Atemzug bis zehn zählen können: fünf Sekunden für die Einatmung mit einer kurzen Pause am Wendepunkt, fünf Sekunden für die Ausatmung mit einer erneuten Pause, bevor Sie den nächsten Atemzug nehmen.

- Atmen Sie nun zwei bis drei Minuten lang in diesem ruhigen Rhythmus weiter. Entscheiden Sie anschließend, ob Sie tatsächlich etwas essen möchten. Falls ja, kann Ihr Körper die Nährstoffe nun besser verwerten, weil er in einem entspannteren Zustand ist. Essen Sie langsam und genussvoll.

Emotionales Essen - ja bitte!

Gefühle haben in unserem Gehirn einen besonderen Stellenwert. Jede Information, die über unsere Sinne (Sehen, Hören, Riechen, Schmecken, Tasten) ins Gehirn gelangt, passiert – noch bevor sie ins denkende Bewusstsein gelangt! – zunächst emotionale Zentren im sogenannten Zwischenhirn, wo eine erste schnelle Bewertung der aktuellen Situation stattfindet. Bei einer positiven Bewertung stellen sich Gefühle ein, die wir als angenehm erleben. Negative Bewertungen lassen unangenehme

Gefühle aufkommen, die manchmal auch sehr schwierig oder belastend sein können. Und egal, welches konkrete Gefühl entsteht – es wird unsere anschließenden Handlungen bestimmen.

Ein Mensch zu sein heißt, emotional zu sein. Und das Thema Essen ist davon nicht ausgenommen.

Das macht Appetit!

Wenn Sie beim Essen die Wahl haben, wofür entscheiden Sie sich dann? Für geschmacklose Tabletten mit einer perfekt abgestimmten Nährstoffkombination? Wohl kaum! Und warum nicht? Weil langweilige Chemie emotional nichts zu bieten hat! Wir essen, was wir mögen. Beim Einkaufen greifen wir zu Produkten, von denen wir wissen, dass sie uns gut schmecken. Es bereitet uns Freude, unser Lieblingsgericht zu kochen und es in vollen Zügen zu genießen. Manche lieben es, neue Rezeptideen zu kreieren. Andere sind begeisterte Hobbygärtner und verwöhnen ihre Gäste mit frischen Lebensmitteln aus eigenem Anbau. Unser Essverhalten ist durch und durch emotional motiviert! Das hängt unter anderem auch damit zusammen, dass neben dem rein körperlichen Hunger vor allem der Appetit entscheidet, wann, was und wie viel wir essen. Und der Appetit ist per Definition ein »lustvoll geprägtes Verlangen, etwas zu essen«. Dabei verführt uns der erwartete Genuss zum Essen.

Der Appetit besteht genau genommen aus zwei Komponenten: Das »Wollen« (im Englischen »wanting«) ist die Motivation, in den Genuss zu kommen, während das »Mögen« (im Englischen »liking«) erst durch den Genuss beim Essen entsteht bzw. durch die Befriedigung und das Wohlbefinden danach. Beide Aspekte führen in unterschiedlichen Arealen unseres »emotionalen Gehirns« zur Freisetzung von bestimmten Botenstoffen. Das »Wollen« bewirkt im Belohnungszentrum eine Dopamin-Ausschüttung, die uns nicht nur ein angenehmes Glücksgefühl beschert, sondern uns auch dazu anregt, mehr zu essen bzw. immer wieder zuzugreifen. Beim »Mögen« werden indessen Opioide freigesetzt, was allerdings auch bei Stress oder Unbehagen der Fall ist. Und nachdem all die Gehirnstrukturen, die für Belohnung, Gefühle sowie Stress zuständig sind, in ständigem Austausch miteinander stehen, könnte dies den Zusammenhang zwischen Stress bzw. schlechter Stimmung und gesteigertem Appetit erklären. *Es kommt schlichtweg zu Verwechslungen zwischen Hunger und bestimmten Gefühlen, besonders wenn wir gestresst sind.*

Essen zur Emotionsregulation

Anders als Hunger wird Appetit größtenteils erlernt und kann dabei an positive wie auch negative Gefühle gekoppelt werden, abhängig z. B. von Gewohnheiten, individuellen Einstellungen, Kultur, Tradition und natürlich auch frühkindlichen Prägungen. Bereits im Säuglingsalter wird durch das Stillen an der Mutterbrust die erste Verknüpfung zwischen Nahrungsaufnahme und gleichzeitigem emotionalen Genährtwerden hergestellt. Das Baby nimmt dabei nicht nur lebensnotwendige Nährstoffe und Flüssigkeit auf, sondern auch essenzielle Zutaten für sein seelisches Wohl wie z. B. das Gefühl der Geborgenheit, der Sicherheit sowie der Liebe und Fürsorge seitens der Mutter. Im weiteren Verlauf des Lebens kommen immer mehr Konditionierungen hinzu: Essen wird zur Belohnung, Ablenkung und Entspannung eingesetzt, dient als Zeitvertreib oder Trostpflaster und/oder ist der Höhepunkt jeder Familienfeier oder Festlichkeit. Das ist alles völlig in Ordnung, solange es Ihnen körperlich wie auch psychisch wirklich guttut und Sie es bewusst tun. Die Kunst ist also, achtsam emotional zu essen. Das bedeutet, das Essen wirklich zu schmecken. Und wenn wir bewusst schmecken, erleben wir viel mehr Genuss beim Essen. Wir nehmen die beruhigende Wirkung wahr und fühlen uns anschließend zufrieden, entspannt und rundum wohl. Achtsames Essen ist also immer auch ein sehr emotionales Essen! Sowohl die daraus resultierenden positiven Gefühle als auch die Entspannung wirken sich günstig auf unsere Gesundheit aus und verbessern unsere Lebensqualität. Grundsätzlich ist auch nichts Schlimmes daran, wenn man versucht, unangenehme Gefühle mithilfe von Essen zu besänftigen. Jede/r von uns kann vermutlich spontan einige Lieblingssnacks und Speisen für emotional belastende Situationen aufzählen, mit denen er/sie in solchen Fällen versucht, sich besser zu fühlen und das seelische Gleichgewicht wiederzuerlangen.

Problematisch wird dieses Verhalten erst, wenn das Essen die einzige Bewältigungsstrategie zur Emotionsregulation ist und man anschließend unter Versagens-, Schuld- und/oder Schamgefühlen leidet. Die ursprüngliche Motivation dahinter ist durchaus positiv: Es ist ein Versuch der Selbstberuhigung und Selbstfürsorge. Doch wenn die nötige Achtsamkeit dabei fehlt, kippt man sehr leicht vom achtsamen emotionalen Essen zum achtlosen emotionsbedingten Überessen. Und das hat rein gar nichts mit Genuss, Geschmack oder Zufriedenheit zu tun. Die nährende und befriedigende Wirkung des Essens wird dabei gar nicht wahrgenommen. Es ist bloß eine automatische Hand-zu-Mund-Bewegung, die zumeist nur unangenehme Gefühle betäuben soll und daher vielmehr einer emotionslosen Fütterung gleichkommt. Meist gibt es durchaus gute und nachvollziehbare Gründe, wie und warum sich diese Bewältigungsstrategie einst entwickelt hat, doch ist sie im Hier und Jetzt in der Regel nicht mehr hilfreich. Dann braucht sie ein Update für die gegenwärtige Situation: nämlich eine Extraportion Achtsamkeit für mehr Bewusstheit beim Essen.

Je mehr Zeit Sie sich vor dem Essen für Achtsamkeitsübungen nehmen, umso stärker wird der emotionale Stress reduziert und umso weniger müssen Sie anschließend »weg«essen.

Emotionales Überessen – nein danke!

Oft ist das Thema Essen selbst der Grund für den chronischen Stress, der uns quält. Ärger über das eigene Essverhalten, Frust wegen der überzähligen Kilos, Unzufriedenheit mit dem Aussehen, Angst vor Ablehnung, Scham angesichts von Übergewicht, Selbstkritik und Selbstentwertungen und noch viele andere innere Faktoren lösen im Körper die gleiche massive Stressreaktion aus wie Bedrohungen von außen. Unser Gehirn unterscheidet hier nicht zwischen »bloß ein Gedanke« und »tatsächlich stattfindendes Ereignis«. Die wahrgenommene Gefahr findet auf der inneren Bühne statt: *ICH habe versagt! ICH bin wieder einmal schwach geworden! ICH bin hässlich, fett und wertlos! ICH schaffe das nicht!*

Es ist der Kampf mit uns selbst, der den Stress auslöst und die Situation zum Eskalieren bringt. Ein überwältigendes Gefühl von Ohnmacht, Minderwertigkeit, Angst oder Wut steigt auf, und bevor man sich's versieht, steckt man mitten in der nächsten Essattacke. Denn wie Sie jetzt bereits wissen: Essen lenkt ab, betäubt intensive Gefühle, dämpft Stress und entspannt. Das Essen dient hier als psychischer Abwehrmechanismus und soll uns vor einer Überflutung mit unangenehmen Emotionen schützen. Machen Sie sich das einmal bewusst: *Der Stress, den wir uns wegen unseres Aussehens, unseres Gewichts und des Wunsches abzunehmen machen, ist der gleiche Stress, der schlussendlich zum Überessen und weiteren Zunehmen führt!*

Genau genommen sind es gar nicht die Gefühle selbst, die zum achtlosen Überessen führen, sondern unsere Bewertung und anschließende Reaktion darauf. Wenn ein belastendes Gefühl in Ihnen auftaucht und Sie Überzeugungen verinnerlicht haben wie z. B. »Ich halte das nicht aus!«, »Ich will das nicht spüren!« oder »Das darf nicht sein!«, dann kann dies zu massiven inneren Spannungen führen, weil ja etwas passiert, was Ihrer Auffassung nach nicht passieren soll. Und wenn man nicht gelernt hat, mit diesem inneren Konflikt umzugehen bzw. schwierige Gefühle auszuhalten und zu beruhigen, wenn also keine anderen Bewältigungsstrategien zur Verfügung stehen, dann kommt das Essen ins Spiel, denn in dem Schlaraffenland, in dem wir heute leben, ist Essbares praktisch immer und überall verfügbar. Es verschafft sofort eine kurzfristige Ablenkung und Entspannung. Und dann isst man weiter, um sich dieses gute Gefühl zu erhalten, was natürlich nicht auf Dauer möglich ist, denn eines ist sicher: Gefühle kommen und gehen, sowohl angenehme wie auch unangenehme.

Es liegt also nicht in Ihrer Macht zu entscheiden, welche Gefühle auftauchen oder verschwinden. Und wenn Sie aufgrund emotionaler Belastungen unter Essattacken leiden, ist das weder Ihre Schuld, noch hat es mit mangelnder Disziplin, schwachem Willen oder fehlender Selbstkontrolle zu tun. Leider werfen sich das aber viele Betroffene vor, was ihre ohnehin schon leidvolle Situation noch zusätzlich verschärft. Doch bevor Sie jetzt entmutigt das Buch beiseitelegen, möchte ich Ihnen eine frohe Botschaft verkünden: *Sie können die Bewältigungsstrategie des achtlosen emotionalen Überessens verändern, wenn Sie es wollen.*

»ACHTSAMES ERFORSCHEN«

Neige ich zum emotionalen Überessen?

Kreuzen Sie bitte auf Sie zutreffende Aussagen an.

- Belohnen Sie sich mit Essen, weil Sie das Gefühl haben: »Das hab ich mir jetzt verdient«?
- Naschen Sie, um in angespannten Situationen Ihre Nerven zu beruhigen?
- Holen Sie sich etwas zu essen, weil Ihnen langweilig ist und Sie eine Beschäftigung suchen?
- Snacken Sie zwischendurch, um die Erledigung lästiger Aufgaben hinauszuzögern?
- Essen Sie zur Stärkung, obwohl Sie in Wahrheit müde sind und eigentlich eine Pause oder mehr Schlaf bräuchten?
- Essen Sie, ohne wirklich körperlich hungrig zu sein

oder obwohl Ihre letzte Mahlzeit erst kurze Zeit zurückliegt?

- Haben Sie nach dem Essen oft ein schlechtes Gewissen?

- Fühlen Sie sich nach dem Essen häufig vollgestopft oder sogar zum Platzen voll?

- Haben Sie in stressigen Situationen Gelüste auf ganz bestimmte Snacks oder Speisen?

- Greifen Sie zu Essen, wenn Sie eigentlich Trost suchen?

- Haben Sie das Gefühl, dass Essen vorübergehend zu einer emotionalen Entlastung führt?

- Fällt es Ihnen oft schwer, etwas Befriedigendes zu essen zu finden, sodass Sie vom Salzigen zum Süßen wechseln, danach etwas Pikantes wählen und dann doch lieber etwas Saures, ohne dass etwas davon Sie wirklich satt und zufrieden macht?

Wie bereits erwähnt, kommt es bei jedem von uns manchmal vor, dass wir aus emotionalen Gründen essen. Daher würden wahrscheinlich die meisten Menschen einige der obigen Aussagen ankreuzen. Sollte allerdings mehr als die Hälfte der Punkte auf Sie zutreffen, dann ist emotional bedingtes Essen bzw. Überessen vermutlich ein größeres und vor allem belastendes Thema in Ihrem Leben.

Im Teufelskreis der Essattacken

Ich möchte Sie einladen, an dieser Stelle nacheinander die sechs »Etappen« eines Essanfalls durchzugehen und sich Gedanken darüber zu machen, welche Faktoren bei Ihnen zu einer Essattacke führen, welche Gedanken und Gefühle damit verbunden sind und wie Sie darauf reagieren. Sie haben am Ende jedes Abschnittes die Gelegenheit, sich Notizen zu machen. Je bewusster Ihnen Ihre eigenen Muster in diesem Kreislauf werden, umso leichter können Sie anschließend entscheiden, an welcher Stelle sich Ansatzpunkte bieten, um eine alternative Verhaltensweise auszuprobieren.

Damit es Ihnen leichter fällt, sich auf diese kleine Forschungsreise zu begeben, lade ich Sie ein, sich etwas Zeit zu nehmen, um bewusst bei sich anzukommen. Nehmen Sie eine aufrechte Sitzhaltung ein – würdevoll, aber nicht steif. Ihre Augen dürfen sanft zufallen. Begleiten Sie nun einige Minuten lang jeden Atemzug mit Ihrer Aufmerksamkeit, indem Sie die rhythmischen Atembewegungen im Körper wahrnehmen. Wenn Sie merken, dass Ihre Aufmerksamkeit abgeschweift ist, was oft schon nach wenigen Sekunden passiert, kommen Sie einfach wieder zur Betrachtung des Atems zu rück, freundlich und geduldig mit sich selbst. Mit der gleichen Freundlichkeit, die eine liebevolle Mutter ihrem kleinen Kind entgegenbringt, wenn sie es sanft an den richtigen Ort zurückbegleitet.

1. Auslöser

Bestimmte äußere und innere Faktoren haben das Potenzial, ein plötzliches Verlangen nach Essen auszulösen. Dass Essgelüste auftreten, ist jedoch nicht das Problem und kann auch gar nicht verhindert werden. Entscheidend ist vielmehr, wie wir darauf reagieren. Manchmal werden die Auslöser nicht bewusst wahrgenommen oder können nicht konkret benannt werden. Irgendetwas ist »einfach unangenehm« und man versucht, dem zu entkommen, indem man etwas isst, um sich wieder gut zu fühlen. Potenzielle Trigger können sein:

- Gefühle wie: Angst, Wut, Trauer, Einsamkeit, Frust, Langeweile …
- Gedanken wie: Ich schaff das nicht!, Ich bin nichts wert!, Keiner versteht mich! …
- Körperempfindungen, die als unangenehm, schmerzhaft oder bedrohlich erlebt werden
- Beziehungsfaktoren wie: Unstimmigkeiten, Konflikte, fehlende Zuwendung …
- Bestimmte Situationen, Orte, Menschen, Gerüche, Bilder, Erinnerungen …

Was sind Ihre ganz persönlichen Auslöser? Welche inneren und äußeren Faktoren triggern bei Ihnen Gedanken ans Essen?

Partner, Krankheit,
Stress arbeiten

2. Tunnelblick

Als Nächstes wird die Aufmerksamkeit eingeengt und ist jetzt ganz auf das Objekt der Begierde gerichtet. Man verliert sich in der Illusion, dass die Befriedigung in greifbarer Nähe ist, und spürt ein drängendes, manchmal überwältigendes Verlangen: »*Ich will das! Ich brauche das! Ich muss das jetzt sofort haben!*«

Woran könnten Sie erkennen, dass Ihre Wahrnehmung bereits auf den Tunnelblick reduziert ist? Welche Gedanken tauchen dann bei Ihnen auf?

Ich brauch das für
meine Seele,

3. Gedankenkarussell

An dieser Stelle fängt das Kopfchaos an. Eine verführerische innere Stimme versucht, uns zum Essen zu verleiten, indem sie sämtliche Vorteile hervorhebt und alle negativen Konsequenzen rigoros ausblendet. Wir sollen das Gefühl bekommen, dass das Objekt unserer Begierde so herrlich, köstlich, außergewöhnlich und überhaupt genau das ist, was wir jetzt brauchen, um wirklich glücklich zu sein. *»Die Gelegenheit kannst du dir doch nicht entgehen lassen, wer weiß, ob du jemals wieder so einen traumhaften Schokokuchen kriegst. Außerdem besteht er aus dunkler Schokolade, und die ist doch gesund! Noch dazu diese ganz spezielle, seltene Sorte aus Belgien! Nur ein Stück davon, und die Welt ist wieder in Ordnung!«* – Sie wissen, was ich meine? Vermutlich werden Sie wirklich nie wieder die Gelegenheit haben, genau diesen Kuchen zu essen, und vielleicht schmeckt er tatsächlich fantastisch, aber unabhängig vom Wahrheitsgehalt der verführerischen Botschaft aus Ihrem Innern wird Sie das achtlose Essen dieser Köstlichkeit weder glücklich machen noch satt oder zufrieden.

Oft macht sich zur gleichen Zeit auch eine kritische Stimme bemerkbar, die uns davon abhalten will, der Verführung nachzugeben. *»Du weißt* *doch, dass du nicht naschen sollst! Diese Kalorien-bombe kannst du dir bei deiner Figur auf gar kei-nen Fall leisten! Werd jetzt bloß nicht schwach! Lass ja die Finger davon, sonst wirst du es bitter bereuen!«* Die innere Kritikerin rüttelt mit ihren Vorwürfen an unserem Selbstwertgefühl und macht uns dadurch noch empfänglicher für die verführerische Stimme, die uns den Himmel auf Erden verspricht. Ohne die nötige Achtsamkeit fühlt man sich diesem inneren Dialog meist hilflos ausgeliefert. Achtsames Erforschen und Wahrneh-men dieser Gedanken hilft uns jedoch zu erken-nen, dass es eben nur Sätze in unserem Kopf sind. Wir müssen ihnen nicht blind gehorchen! Sie erin-nern sich: Glauben Sie nicht alles, was Sie denken!

Von welchen inneren Botschaften werden Sie verführt? Was sagt die Kritikerin dazu? Wer von beiden gewinnt? Wie beeinflusst das Ihr Denken, Fühlen und Handeln? Wo landen Sie, wenn Sie diesem inneren Kompass fol-gen? Welche Information (= welcher Gedanke) könnte eine Routenänderung bewirken?

....

....

4. Dem Verlangen nachgeben

Sie sind zu dem Entschluss gekommen, dass Sie den Schokokuchen unbedingt essen müssen. Sie fühlen sich getrieben und können nur noch an eines denken: *»Wie herrlich er schmecken wird! Wie gut ich mich danach fühlen werde! Endlich wieder diese Glücksgefühle und die Erleichterung erleben! Nur noch dieses eine Stück Kuchen und ab morgen halte ich mich dann wirklich an den Diätplan!«* Ihre Wahrnehmung ist durch das heftige Verlangen verzerrt. Vermeintliche Vorteile überwiegen, negative Folgen sind in diesem Moment nicht existent. Und das ist im Grunde genommen genau das, was Sie erreichen wollten: alles Negative, Schwierige, Belastende verdrängen und sich einfach wieder gut fühlen. Und schon stehen Sie vor dem Kühlschrank und greifen zu. Es ist ein Moment der maximalen inneren Anspannung und Vorfreude: pures Schokoladevergnügen – jetzt!

5. Bedürfnisbefriedigung

Sobald Sie in den Schokokuchen hineinbeißen, ist jegliches Unbehagen, das Sie eben noch gequält haben mag, vergessen. Das Belohnungszentrum in Ihrem Gehirn setzt Dopamin frei (wissen Sie noch?) und sorgt für ein angenehmes Glücksgefühl, das zur Entspannung und Beruhigung bei-

trägt. Endlich! Und damit es möglichst lange an-
hält, essen Sie weiter. Auch dafür ist das Dopamin
zuständig. Und noch ein Stück. Und noch ein
Stück.

Haben Sie schon einmal beobachtet, wie lange dieser
Höhenflug andauert? Fünf Minuten? Zehn Minuten?
Eine halbe Stunde? Oder länger?

....

....

6. Schlechtes Gewissen

Der Glücksrausch lässt schließlich nach und macht
dem schlechten Gewissen Platz, das sich zunehmend in Ärger, Selbstkritik, Verachtung, Entwer-
tung oder Missbilligung verwandelt. Es kommt zu
einer Überflutung mit negativen und schmerzli-
chen Gedanken und Gefühlen, sodass sich auch
noch Schuld- und Schamgefühle einstellen und
man sich als absoluter Versager fühlt. *» Wie konn-
test du bloß so undiszipliniert sein! Du bist ein
hoffnungsloser Fall! Was für ein gieriges Monster!
Du bist einfach zu blöd! Du schaffst es nicht einmal, dich einen Tag lang zusammenzureißen!«* Der
selbst gemachte Psychoterror löst natürlich massi-

ven Stress aus, und um diesen zu beruhigen, müssen Sie was tun? Genau, essen! Und der Teufelskreis beginnt von vorne …

Aussteigen aus dem Teufelskreis

Je öfter Sie Essen einsetzen, um emotionale Belastungen zu reduzieren, umso stärker wird die Verknüpfung zwischen diesen beiden und umso tiefere Spuren hinterlässt sie in Ihrem Gehirn. Im Fachjargon spricht man von Konditionierung, die dazu führt, dass das Gehirn beim nächsten Mal erneut auf diese Strategie zurückgreift, weil sie ja

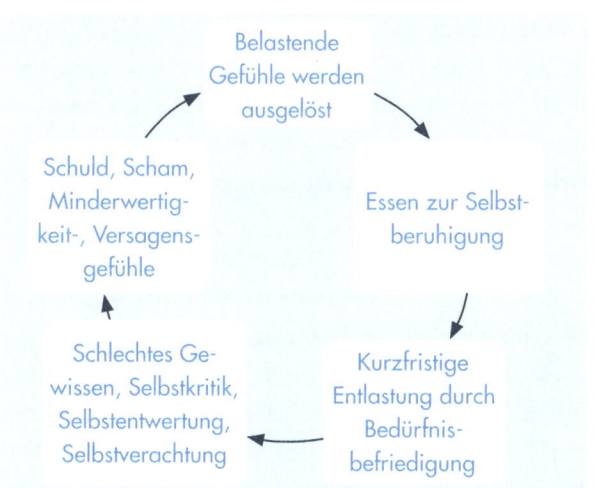

kurzfristig tatsächlich geholfen hat, wodurch das entsprechende Verhalten zur Gewohnheit wird. Es ist also kein persönlicher Fehler Ihrerseits, im Gegenteil: Ihr Gehirn funktioniert ganz normal und möchte möglichst energiesparend arbeiten, indem es Gewohnheiten etabliert, um sich nicht jedes Mal erneut für ein und dieselbe Situation ein passendes Verhaltensmuster überlegen zu müssen. Denn das kostet viel Zeit und Energie. Und immer wenn eine Situation als sehr belastend oder gar bedrohlich erlebt wird, schaltet das Gehirn auf »Überlebensmodus«, und da bleiben weder Zeit noch Energie zum Denken, stattdessen kommt automatisch Schema F zum Einsatz.

Die gute Nachricht ist: Gewohnheiten kann man ändern! Zwar nicht von heute auf morgen, sondern langsam und in kleinen Schritten, aber es ist möglich! Es geht dabei allerdings nicht darum, unliebsame Gefühle auszuschalten oder sich Situationen schönzureden, um sich wohler zu fühlen, sondern darum, einen Weg zu finden, mit dem umzugehen, was jetzt präsent ist. Wenn Sie die gegenwärtige Erfahrung ablehnen mit Bewertungen wie *»Ich will das nicht spüren! Ich halte das nicht aus!«*, steigen Sie automatisch in den Teufelskreis ein. Es ist ja die Natur des Verlangens, dass es das Hier und Jetzt nicht akzeptiert, am liebsten woanders wäre und die ganze Aufmerksamkeit dort-hin, nämlich in die Zukunft, fokussiert, wenn Sie dann endlich in den Genuss Ihres Seelentrösters kommen. Und jedes Mal, wenn Sie diesem Drang nachgeben, weil Sie glauben, ihn nicht mehr aus-halten zu können, verstärken Sie die alten Verhal-tensmuster.

Achtsamkeit lenkt Ihre Aufmerksamkeit bewusst auf die Wahrnehmung Ihrer Gedanken, Gefühle und Körperempfindungen, ohne sie zu bewerten, zu kritisieren oder zu verurteilen. Sie akzeptieren, was jetzt gerade da ist, indem Sie alle Aspekte wahrnehmen, als würden Sie sich selbst mit einer gewissen Distanz von außen beobachten. Acht-samkeit hilft Ihnen, diese neutrale Beobachterper-spektive einzunehmen, sodass Sie sich nicht in der Geschichte verlieren, die sich gerade in Ihrem Kopf abspielt. Sie müssen dabei auch nichts tun, ver-ändern oder verbessern, sondern »einfach nur« (leichter gesagt als getan, ich weiß!) mit Ihrer ge-genwärtigen Erfahrung sein.

Wie Sie das anstellen sollen?

Lernen Sie Wellenreiten!

Das Bild der Welle beschreibt den Verlauf von Ge-fühlen, Essgelüsten, aber auch jedem anderen Ver-langen: Die Welle hat einen Beginn, wird langsam stärker und größer, hat einen Höhepunkt und zieht sich dann langsam wieder zurück, bis sie ganz verschwindet. Kein Gefühl und kein Verlangen ist von Dauer!

All unsere Erfahrungen unterliegen der ständigen Veränderung, sie kommen und gehen, ohne Schaden anzurichten. Der entsteht eigentlich erst durch unsere Reaktion darauf. Die Kunst besteht darin, sich nicht von der Welle überrollen zu lassen, sondern auf ihr zu reiten.

Mit zunehmender Übung wird es auch Ihnen immer leichter gelingen, die Balance auf Ihrem Achtsamkeitssurfbrett zu halten, sodass Sie dem Drang zu essen nicht nachgeben. Sie etablieren ein neues Verhaltensmuster und durchbrechen dadurch den Teufelskreis.

»Gefühle sind wie Wellen.
Du kannst nicht verhindern,
dass sie kommen, aber du kannst lernen,
auf ihnen zu reiten.«
nach Jon Kabat-Zinn

Wellenreiten

- Nehmen Sie auch für diese Übung eine entspannte, aufrechte Sitzhaltung ein. Schließen Sie Ihre Augen und atmen Sie zunächst zwei- bis dreimal tief ein und aus. Richten Sie dann Ihre Aufmerksamkeit ganz bewusst in Ihren Körper hinein und nehmen die Bewegungen wahr, die dort mit jedem Atemzug entstehen, wo auch immer Sie den Atem jetzt gerade am deutlichsten spüren können. Lassen Sie sich einige Minuten Zeit, um ganz bei sich anzukommen.

- Und wenn Sie so weit sind, schauen Sie einmal, ob Ihnen eine noch nicht lange zurückliegende Situation einfällt, in der Sie einen starken Drang zu essen verspürt haben. Ist es jetzt möglich, das Aufkommen dieses Verlangens einfach zuzulassen? Versuchen Sie, möglichst viele Details des Vorfalls in Gedanken wieder abzurufen. Wo waren Sie damals gerade? Wer war anwesend? Was war der Auslöser? Was haben Sie dabei gedacht? Wie haben Sie sich gefühlt?

- Wenn Sie das Bild nun gut vor Augen haben und auch das Verlangen deutlich spüren, wechseln Sie mit Ihrer Aufmerksamkeit vom Denken zum Wahrnehmen. Wo in Ihrem Körper macht sich dieses starke Essbedürfnis bemerkbar? Welche Körperempfindungen gehen mit dem Gefühl heftigen Verlangens einher? Versuchen Sie in den nächsten Minuten, so gut wie es Ihnen möglich ist, mit einer sanften Aufmerksamkeit und einer freundlichen Neugier bei diesen Körperempfindungen zu bleiben. Spüren Sie irgendwo Anspannung oder Druck? Kälte oder Wärme? Ein Pochen oder Kribbeln? Oder eine ganz andere Empfindung? Es gibt keine richtige oder falsche Antwort, nehmen Sie einfach nur wahr, was Sie alles in Ihrem Körper spüren können. Beobachten Sie, wie die Empfindungen aufsteigen und wieder abflauen, stärker werden, sich verändern und wieder auflösen. Versuchen Sie auf dieser Welle körperlicher Empfindungen zu reiten. Wenn Sie bemerken, dass Sie an Trost, Beruhigung oder ans Essen denken, nehmen Sie es wahr, ohne es zu beurteilen, und benennen es einfach als »denken«. Bringen Sie dann Ihre Aufmerksamkeit wieder zurück zu Ihren körperlichen Empfindungen.

● Nehmen Sie sich anschließend kurz Zeit, um Ihre Erfahrungen zu notieren.

....

....

Gefühle aushalten statt betäuben

Wenn Sie emotional bedingtes Überessen in Zukunft verhindern möchten, geht es vor allem darum, Ihrem Essverhalten eine Extraportion Achtsamkeit hinzuzufügen, statt sich beim Essen ständig etwas zu verbieten.

Achtsamkeit hilft Ihnen dabei, innere wie auch äußere Erfahrungen bewusster wahrzunehmen und zuzulassen, ohne sie gleich zu kritisieren oder zu verurteilen. Dadurch wird es möglich, typische Reiz-Reaktions-Muster zu erkennen, ohne dass Sie darauf automatisch reagieren, sondern stattdessen kurz innehalten und überlegen, was angesichts der gegebenen Situation die beste Option für Sie ist. Die Achtsamkeit schafft sozusagen einen Puffer zwischen Reiz und Reaktion und eröffnet dort einen neuen Handlungsspielraum, der Ihnen die Möglichkeit bietet, die eigenen inneren Muster kennenzulernen und zu wählen, ob Sie weiterhin auf den ausgetretenen Trampelpfaden bleiben möchten oder sich für einen neuen Weg entscheiden, indem Sie anders handeln.

Der Raum zwischen Reiz und Reaktion

»Zwischen Reiz und Reaktion gibt es einen Raum. In diesem Raum haben wir die Freiheit und die Macht, unsere Reaktion zu wählen. In unserer Reaktion liegen unser Wachstum und unsere Freiheit.«

Viktor E. Frankl

Was das konkret in Bezug auf das Essen bedeutet, möchte ich Ihnen kurz an einem Beispiel erklären. Nehmen wir an, der Reiz wäre ein wichtiger Abgabetermin in der Arbeit. Als typische Reaktion darauf sind Sie ständig am Snacken, ein Bissen hier, ein Häppchen da. Sie laufen hektisch im Büro herum und brauchen alle paar Minuten etwas zu essen. Das ist das Verhalten, das man von außen beobachten kann.

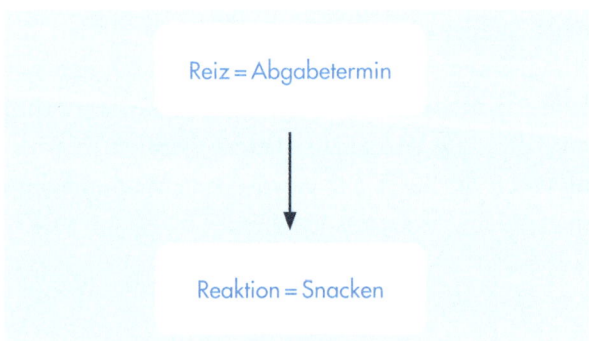

In Ihrem Innern spielt sich aber viel mehr ab, bloß sind wir es nicht gewohnt, nach innen zu lauschen, weil von außen ohnehin ununterbrochen neue Reize auf uns einwirken und verarbeitet werden müssen. Das Telefon läutet, neue E-Mails kommen herein, die Kollegin will unbedingt von ihrem Liebeskummer erzählen und der Partner fragt per SMS, welchen Film Sie abends im Kino ansehen möchten. Unser Gehirn wird angesichts der zu bewältigenden Informationsflut immer wieder überfordert, weil es nicht dafür geschaffen ist, mehrere Dinge gleichzeitig zu tun. Der unruhige Geist hüpft von einer Aufgabe zur nächsten, hin und her, wodurch wir uns getrieben, angespannt oder im Hamsterrad gefangen fühlen. Wir stehen ständig unter Strom und sind somit im Dauerstress. Durch die Achtsamkeitspraxis können Sie lernen, die Aufmerksamkeit ganz bewusst zu lenken, indem Sie z. B. nur die Atembewegungen beobachten. Die Konzentration auf ein Objekt hilft dem Geist, zur Ruhe zu kommen, sodass Sie leichter erkennen, was im gegenwärtigen Moment alles präsent ist. Sie betreten den sogenannten Achtsamkeitsraum und stellen fest, dass es zwischen Reiz und Reaktion viel zu entdecken gibt.

Der Reiz, in diesem Fall der Abgabetermin, wird von Ihnen in irgendeiner Form bewertet, was Ih-

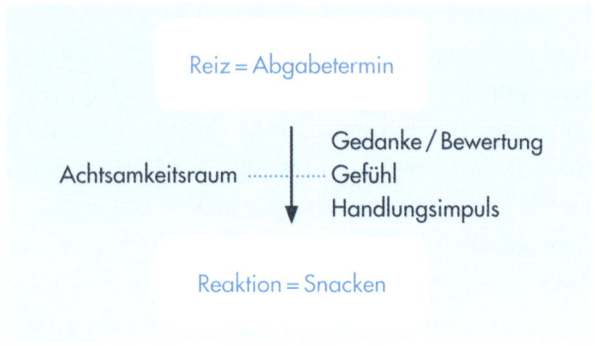

Reiz = Abgabetermin

Achtsamkeitsraum ············· Gedanke / Bewertung
Gefühl
Handlungsimpuls

Reaktion = Snacken

nen zunächst gar nicht bewusst sein muss. Erst bei genauerem Erforschen stellt man fest, dass bestimmte, manchmal nur ganz flüchtige Gedanken in der Situation präsent waren. *»Wenn ich es diesmal wieder verbocke, verliere ich endgültig meinen Job!«* Oder: *»Hoffentlich gefällt dem Boss meine Arbeit, dann hätte ich vielleicht Chancen auf eine Beförderung.«* Es gibt unzählige Möglichkeiten. Die Bewertung löst ein Gefühl aus. Beim ersten Beispiel wird es vielleicht Angst oder Sorge sein, beim zweiten eher Nervosität. Diese Gefühle nehmen wir oftmals genauso wenig wahr wie die ihnen vorangegangenen Gedanken. Aber die Gefühle steuern unser anschließendes Handeln. In unserem Beispiel hieß die automatische Reaktion: snacken. Das Essen wird aber die Gefühle nicht hinreichend beruhigen. Es sorgt zwar für eine kurzfristige Ablenkung und eventuell sogar Entspannung, aber jedes Mal, wenn wir erneut ins Kopfkino einsteigen (*»Wovon soll ich dann leben, wenn ich keinen Job mehr habe?«*), fängt ein neuer Zyklus an. Das Gefühl wird wieder stärker, also essen wir auch mehr, um es zu beruhigen.

Mithilfe von Achtsamkeit können wir lernen, diese einzelnen Schritte bewusst wahrzunehmen. Wir bemerken, welche Gedanken oder Bewertungen auftauchen, lernen, unsere Gefühle zu erkennen und Handlungsimpulse zu spüren, ohne sie gleich umzusetzen. Stattdessen überlegen wir, wie wir handeln wollen. Es folgt also auf den Reiz keine automatische Reaktion mehr, sondern ein bewusstes, selbstbestimmtes Verhalten.

Lesen Sie jetzt noch einmal Ihre Antworten aus dem Abschnitt »Gefangen im Teufelskreis der Essattacken« durch und achten darauf, ob Sie diese Abfolge von Gedanken/Bewertungen, Gefühlen und Handlungsimpulsen bei Ihren Beispielen erkennen können. Vielleicht entdecken Sie dabei wiederkehrende Muster, die Ihnen bisher noch nicht bewusst waren.

Wenngleich Achtsamkeit sehr hilfreich ist, um diese inneren Prozesse wahrzunehmen, werden Sie feststellen, dass es manchmal überwältigend sein kann, sich belastende Gedanken und schwierige Gefühle, die gerade präsent sind, bewusst zu machen. In diesen Fällen braucht es noch etwas anderes, um angesichts der leidvollen Situation gut für sich sorgen zu können: Selbstmitgefühl.

Selbstmitgefühl: Werden Sie Ihre eigene beste Freundin

Selbstmitgefühl bedeutet, aufgrund des eigenen Leidens berührt zu sein und empathisch sowie fürsorglich mit sich umzugehen, so wie wir es bei einer guten Freundin ganz selbstverständlich tun würden. Selbstmitgefühl darf allerdings nicht mit Selbstmitleid verwechselt werden. Wir suhlen uns nicht in unserem eigenen Schmerz, indem wir uns völlig damit identifizieren *(»Ich bin ja sooo arm dran!«)*, ganz im Gegenteil: Wir tun etwas, um uns aus genau diesen Verstrickungen zu lösen und wieder handlungsfähig zu werden, indem wir anerkennen, dass wir gerade leiden. Deswegen versuchen wir, freundlich zu uns selbst zu sein, uns zu trösten und zu motivieren, denn es erfordert Mut, dieser belastenden Situation ins Auge zu sehen.

Liebevoll mit sich umzugehen ist jedoch für viele Menschen (nicht nur) mit Essproblemen eine Option, die in ihrer Vorstellung bisher schlichtweg nicht existiert hat. Wiederholtes Scheitern beim Versuch abzunehmen, der Lieblingsschoko nicht widerstehen können, immer wieder Diätausrutscher erleben, den eigenen Erwartungen nicht entsprechen – und trotz allem nett zu sich sein? Unvorstellbar! Sehen Sie das auch so?

Dann überlegen Sie einmal, inwiefern Ihnen Ihr bisheriger Umgang mit sich selbst weitergeholfen hat. Wie weit sind Sie mit Selbstkritik, Selbstentwertung oder Selbsthass gekommen? Ist es denn nicht schon schmerzhaft genug, dass Sie aufgrund Ihres Essverhaltens, Ihres Gewichts oder Ihrer Figur leiden? Warum also das Leid mit abwertenden, verurteilenden oder beschämenden Worten noch verschlimmern?

>>Hass kann niemals durch Hass besiegt werden. Hass kann nur durch Liebe besiegt werden.<<

Buddha

Wie wir diese Selbstliebe erlernen können, zeigt die amerikanische Psychologin Kristin Neff, die als Pionierin im Bereich der wissenschaftlichen Erforschung des Selbstmitgefühls gilt. Sie beschreibt in ihrem Modell drei Hauptkomponenten des liebevollen Umgangs mit sich selbst:

1. Selbstfreundlichkeit: Anstatt uns aufgrund unserer Unzulänglichkeiten zu kritisieren und zu verurteilen, begegnen wir uns mit Verständnis, Herzlichkeit und Akzeptanz.

2. Verbundenheit: Anstatt uns zu isolieren im Glauben, dass nur wir allein leiden, erinnern wir uns daran, dass alle Menschen Fehler machen, Schwächen haben und schlimme Belastungen im Leben ertragen müssen.

3. Achtsamkeit: Anstatt unseren Schmerz zu verdrängen oder zu übertreiben, lassen wir schmerzliche Gedanken, Gefühle oder Körperempfindungen zu und erkennen dabei an, dass wir gerade leiden.

Emotionales Essverhalten mit Essanfällen ist oft der Versuch, schwierige Gefühle wie Wut, Angst, Depression oder Einsamkeit mit Essen zu regulieren, um sich zu trösten und zu beruhigen. Darüber hinaus führt die soziale Stigmatisierung bei über-

> »Das merkwürdige Paradox des Lebens ist: Erst wenn ich mich akzeptiere, so wie ich bin, kann ich mich ändern.«
>
> Carl Rogers

gewichtigen Personen häufig zu Schamgefühlen und Selbstkritik, was die Tendenz, sich zu überessen bzw. Essen als Beruhigungsstrategie einzusetzen, noch verstärkt. Freundlichkeit, Unterstützung und Mitgefühl von anderen, aber auch Selbstmitgefühl bieten neue, hilfreiche Möglichkeiten zur Emotionsregulation. Die Kombination aus Achtsamkeit und Selbstmitgefühl hat in einer Studie zum Thema Abnehmen zu einem stärkeren Gewichtsverlust geführt als nur Achtsamkeitsübungen oder Diäten allein. Andere Studienergebnisse zeigten, dass Übungen in Selbstmitgefühl zu einer deutlichen Verringerung der Unzufriedenheit mit dem Körperbild und der Scham angesichts der eigenen Figur führten. Darüber hinaus machten die TeilnehmerInnen ihren Selbstwert weniger abhängig von ihrem Aussehen, und ihre Wertschätzung und Akzeptanz gegenüber dem eigenen Körper stieg. Freundlichkeit und Selbstakzeptanz sind wichtige Voraussetzungen für eine Verhaltensänderung, denn in einem wohlwollenden Umfeld fällt es uns wesentlich leichter, uns zu entspannen und ein neues Essverhalten auszuprobieren und einzuüben. Die nötige Bereitschaft dafür stellt sich eher ein, wenn Sie sich mit verständnisvollen und aufbauenden Worten motivieren, anstatt sich mit Selbstkritik fertigzumachen.

»ACHTSAMKEITSÜBUNG«

Selbstmitgefühl entwickeln

● Damit Sie in einer belastenden Situation gut für sich sorgen können, ist es zunächst erforderlich, sich überhaupt bewusst zu machen, dass Sie gerade leiden, indem Sie das konkrete Erleben benennen (Achtsamkeit): *»Das ist jetzt ärgerlich / frustrierend / enttäuschend (…). Es tut wirklich weh, das zu spüren!«* Lenken Sie anschließend Ihre Aufmerksamkeit in Ihren Körper hinein. Wo genau können Sie diesen Schmerz (Ärger, Frust, Enttäuschung …) spüren? Gibt es irgendwo Anspannung oder Druck? Ein Pochen, Brennen oder eine ganz andere Empfindung? Wie ist Ihr Atem im Moment?

- Der Fokus auf den Körper hilft Ihnen, mit Ihren Gefühlen in Kontakt zu kommen, und gleichzeitig schaffen Sie dadurch eine Distanz zu den schmerzhaften Gedanken, die sich gerade in Ihrem Kopfkino austoben. Sie können aus diesem Gedankenkarussell aussteigen, indem Sie Ihre Aufmerksamkeit bewusst auf den Körper lenken. Dadurch fällt es leichter, die Gefühle zuzulassen und sich wieder auf das Hier und Jetzt zu konzentrieren, denn anders als unser Geist, der sich in vergangene wie auch zukünftige Dramen hineinsteigern kann, ist der Körper immer in der Gegenwart zu Hause. Und dann ist es vielleicht auch möglich, sich daran zu erinnern, dass wir alle irgendwann in unserem Leben Kummer, Scham, Angst, Stress oder Wut erleben (Verbundenheit): *»Auch anderen Menschen geht es manchmal genauso mies wie mir jetzt gerade!«* Oder: *»Viele Menschen kämpfen mit ihrem Gewicht und ihrem Essverhalten!«*

- Im nächsten Schritt können Sie einen wesentlich wirksameren Seelentröster einsetzen als Essen: eine liebevolle Berührung, die Sie sich selbst schenken, indem Sie eine Hand auf den Herz- oder Bauchbereich legen, sich umarmen oder eine andere Art der sanften Berührung ausprobieren, die für Sie angenehm ist, wie z. B. einen Oberarm, das Handgelenk oder eine Wange zärtlich berühren. Nehmen Sie dabei bewusst die Wärme, liebevolle Zuwendung und den Kontakt der Hand mit dem Körper wahr.

- Zum Schluss formulieren Sie diese wohlwollende Haltung als freundliche Botschaft an sich selbst (Selbstfreundlichkeit): *»Möge ich mich akzeptieren, genau so, wie ich bin.«* Oder: *»Möge ich mir selbst die beste Freundin sein.«* Oder: *»Möge ich jetzt gut für mich sorgen.«* Finden Sie einen Satz, der für Sie wirklich stimmig ist. Was genau würden Sie jetzt brauchen bzw. sich wünschen?

- Viele Menschen können zunächst mit dem etwas ungewöhnlichen Begriff »möge« nichts anfangen. Wir versuchen damit einen Wunsch zum Ausdruck zu bringen: Auch wenn es jetzt noch nicht möglich ist, sich zu akzeptieren, freundlich mit sich umzugehen oder gut für sich zu sorgen, so wünschen wir es uns doch aus tiefstem Herzen. Und genau dieser positive Wunsch macht den entscheidenden Unterschied zum bisherigen Verhalten: Sie verurteilen sich nicht mehr, sondern versuchen freundlich zu bleiben und sich zu motivieren.

Selbstmitgefühl verwandelt sozusagen Ihre innere Kritikerin in eine liebevolle, fürsorgliche Freundin, die Ihnen genau das zukommen lässt, was Sie angesichts der schwierigen Umstände brauchen: Verständnis, Trost und ermutigende Worte.

»Ich habe gelernt, mich selbst wieder wahrzunehmen und als wichtig einzustufen und meinen Frust und meine Probleme nicht unachtsam in mich hineinzuessen. Der Erfolg? Ich habe nicht weiter zugenommen, konnte Distanz zu Unerwünschtem aufbauen und endlich wieder Gutes in meinem Leben wahrnehmen!«

Verena, 40 Jahre

4

Anleitung für Ihr Achtsam-essen-Menü

Wenn wir uns dem Essen mit Achtsamkeit widmen, kann jede Mahlzeit zu einer Quelle des Genusses und der Freude werden – und unserem Körper genau das geben, was er wirklich braucht und was ihm guttut.

Ankommen im Hier und Jetzt

Kennen Sie die Zeile aus einem Lied von John Lennon: »*Leben ist das, was passiert, während du eifrig dabei bist, andere Pläne zu machen*«? Das Gleiche gilt für das Thema Essen! Genussvolles Essen ist das, was passieren könnte, wenn wir nicht eifrig dabei wären, schon den nächsten Happen auf die Gabel zu häufen (ohne den aktuellen Bissen im

Mund zu schmecken), gleichzeitig fernzusehen, uns zu unterhalten, die Morgenzeitung durchzublättern oder E-Mails zu beantworten. Unsere Aufmerksamkeit wechselt dabei von einer Tätigkeit zur anderen, sodass wir keine davon hundertprozentig mitkriegen. Es gehen wichtige Informationen verloren, denn wenn wir bei Tisch nicht mit all unseren Sinnen präsent sind, sprich nicht sehen, riechen, schmecken, spüren, was wir essen, dann entgeht uns sowohl der Genuss als auch die Befriedigung durchs Essen. Im Zen-Buddhismus gibt es das berühmte Sprichwort: *»Ein gemalter Reiskuchen stillt keinen Hunger!«*

Wenn dem Gehirn die entsprechende Erfahrung des Essens fehlt, haben wir abends oft den Eindruck: *»Ich habe den ganzen Tag nichts gegessen!«* Kein Wunder! Man war ja auch nicht wirklich »anwesend«. Und was wir nicht bewusst erleben, wird nicht als Erinnerung abgespeichert und ist daher auch nicht abrufbar. Angesichts des empfundenen Mangels kann es dann zu Heißhungeranfällen kommen, oder man denkt sich einfach: *»Das hab ich mir jetzt echt verdient!«* und neigt dazu, es beim anschließenden Abendessen zu übertreiben, weil man endlich satt und zufrieden sein möchte.

Abgesehen davon, beginnt die Verdauung genau

genommen schon im Kopf und ist ebenfalls von der Bewusstheit beim Essen abhängig. Wenn Sie Ihre Sinne bereits vor dem Essen aktivieren, indem Sie Ihre Speisen ansehen und daran riechen, wird der Körper auf das Essen vorbereitet. Sie haben vielleicht schon einmal bemerkt, dass Ihnen beim Anblick leckerer Köstlichkeiten das Wasser im Mund zusammenläuft oder der Magen plötzlich zu knurren beginnt. Wenn wir mit unserer Aufmerksamkeit ganz woanders sind als beim Essen, wird die Durchblutung im Darm nicht ausreichend angeregt und es werden weniger Enzyme produziert, sodass die Nährstoffe schlechter verwertet werden und es zu verschiedenen Verdauungsbeschwerden kommen kann.

Wie wäre es, sich zur Abwechslung den Luxus zu gönnen, beim Essen wirklich nur zu essen, ohne jegliche Ablenkung? Schalten Sie den Fernseher, das Radio oder den Computer aus, stellen Sie das Handy auf lautlos und legen die Zeitung oder die Arbeitsunterlagen beiseite. Und nachdem auch innere Bilder, Gedanken und Gefühle ablenken können, ist es hilfreich, mit einer kurzen Achtsamkeitsübung zu überprüfen, was gerade in Ihrer inneren Welt alles präsent ist und womöglich mit der bevorstehenden Mahlzeit um Ihre Aufmerksamkeit konkurriert.

Bei sich ankommen

- Bevor Sie mit dem Essen anfangen, nehmen Sie sich einige Minuten Zeit, um ganz bewusst bei sich anzukommen. Atmen Sie zunächst ein paarmal tief ein und aus und richten dann Ihre Aufmerksamkeit in den Körper, um sich mit Ihren Empfindungen im Hier und Jetzt zu verbinden.

- Welche Gedanken sind gerade präsent? Erlauben Sie den Gedanken, zu kommen und zu gehen wie Wolken, die am Himmel vorüberziehen, ohne sie weiter zu verfolgen.

- Und wie fühlen Sie sich im Moment? Einfach nur wahrnehmen und so sein lassen, wie es ist, ohne sich in Geschichten oder Bewertungen zu verlieren.

- Welche Körperempfindungen können Sie genau jetzt spüren?

- Wenn bei diesem schnellen »Check-in« etwas Wichtiges auftaucht, kann es hilfreich sein, sich kurz eine Notiz zu machen, um sich leichter davon zu lösen und eventuell später darauf zurückkommen zu können. Nehmen Sie danach erneut einen tiefen Atemzug, verbunden mit der Absicht, sich jetzt voll und ganz dem genussvollen Essen zu widmen.

Auf den Körper hören

Wenn Sie achtsam in sich hineinspüren, werden Sie feststellen, dass Ihr Körper Ihnen alle Signale und Informationen vermittelt, die Sie brauchen, um zu erkennen, ob Sie gerade physisch oder emotional hungrig sind, wann Sie von welchem Essen wie viel brauchen, um angenehm satt zu sein – und wann es sich um ein emotionales Bedürfnis handelt, das etwas ganz anderes als Essen braucht.

Im Kontakt mit Hunger- und Sättigungssignalen

Meiner Erfahrung nach haben die meisten Menschen mit schwierigem Essverhalten und Gewichtsproblemen den Wunsch, einfach »normal essen« zu lernen. Viele haben nach jahrelangen Diäterfahrungen mit unterschiedlichen und teilweise sogar widersprüchlichen Empfehlungen jegliches Gefühl dafür verloren, was einer »normalen« Portion entspricht. Dabei könnte es so einfach sein, die richtige Menge zu essen, wenn man nur die eigenen Hunger- und Sättigungssignale berücksichtigen würde. Der Körper kann, präziser als jede Kalorienzähler-App, unseren Energiebedarf genau berechnen, indem er permanent Informationen aus dem Blut, dem Verdauungstrakt und dem Fettgewebe auswertet. Bei Energiemangel lässt er ein Hungergefühl aufkommen, das während des Essens abnimmt und langsam in ein Sättigungsgefühl übergeht. Wenn wir uns jedoch an äußeren Vorgaben orientieren (Diätregeln und -plänen, Verboten, Kalorien- und/oder Gewichtsangaben usw.), verlernen wir zunehmend, diese Körpersignale wahrzunehmen. Achtsamkeit beim Essen hilft uns dabei, Hunger- und Sättigungsgefühle wieder spüren zu lernen und dem eigenen Körper zu vertrauen.

»ACHTSAMKEITSÜBUNG«

Den Hunger einschätzen

Bevor Sie das nächste Mal etwas essen, setzen Sie sich aufrecht hin (wichtig, um die Signale besser wahrnehmen zu können!) und lenken Sie Ihre Aufmerksamkeit in den Körper.

- Sind Sie wirklich körperlich hungrig? Oder ist das Verlangen, das Sie gerade spüren, eher Durst? Oder eher der Versuch, Gefühle mit Essen zu regulieren?
- Woran erkennen Sie, dass es sich um körperlichen Hunger handelt?

- Schätzen Sie anschließend Ihren Hunger auf einer Skala von 1 bis 5 ein:

  1 = vages Hungergefühl ohne konkretes Bedürfnis zu essen

  2 = leichtes Hungergefühl – »Ein Snack wäre ideal.«

  3 = angenehmes Hungergefühl – »Ich könnte eine ganze Mahlzeit vertragen.«

  4 = drängendes, unangenehmes Hungergefühl – »Ich muss jetzt sofort etwas essen!«

  5 = extremes Hungergefühl – »Ich habe einen Bärenhunger!«

- Welche Körperempfindungen helfen Ihnen, Ihren Hunger einzuschätzen?

- Sollte es Ihnen schwerfallen, Hunger wirklich zu spüren, könnten Sie versuchen, zwischen den Mahlzeiten mehrere Stunden vergehen zu lassen, und darauf zu achten, ob langsam Hungergefühle wahrnehmbar werden.

Wenn der Hunger im Herzen sitzt …

Sie sind nicht sicher, ob es sich bei Ihrem Wunsch nach Essen um körperlichen oder emotionalen Hunger handelt? Dann hilft Ihnen vielleicht die folgende Gegenüberstellung dabei, wesentliche Unterschiede zu erkennen.

Körperlicher Hunger	Emotionaler Hunger
entsteht Stunden nach der letzten Mahlzeit	ist zeitunabhängig
wird langsam stärker und kann bei Stufe 1–3 noch warten	entsteht plötzlich und will sofort gestillt werden
kommt aus der Magengegend	entsteht oberhalb vom Hals
ist offen für abwechslungsreiche Mischkost	verlangt ganz bestimmte Speisen / Produkte
wird durch Essen gestillt	bleibt trotz Essen bestehen
verwandelt sich nach dem Essen in Zufriedenheit	führt nach dem Essen zu Selbstkritik / Schuld / Scham

Bei emotionalem Hunger kann Essen zwar eine vorübergehende Ablenkung bieten, gleichzeitig sorgt es aber auch für Extrakalorien und führt auf Dauer zu Übergewicht und diversen Gesundheitsproblemen. Es gibt jedoch unzählige andere Wege, um sich von schwierigen Gefühlen abzulenken, ohne dabei zu essen. Es geht keineswegs darum, sich belastende Situationen anderweitig zu versüßen, sondern zu lernen, dass man die Aufmerksamkeit ganz bewusst woanders hinlenken kann, um sich etwas Gutes zu tun, eben weil jetzt gerade ein schmerzlicher Moment ist. So können Sie Abstand von dem belastenden Gefühl gewinnen und gut für sich sorgen.

… und wie Sie ihn ohne Essen stillen können

Am besten nehmen Sie sich in einer ruhigen Phase einmal Zeit, um eine Liste mit konkreten Vorschlägen zu notieren, auf die Sie bei Bedarf zurückgreifen können. Hier einige Anregungen:

- Versuchen Sie die Übung des »Wellenreitens« von Seite 75 oder die »Beruhigende Atempause« von Seite 53.
- Finden Sie unterschiedliche Wege, sich zu entspannen: spazieren gehen im Lieblingspark oder Zoo, ein Schaumbad oder eine heiße Dusche nehmen, meditieren, sich ins Bett kuscheln und beruhigende Musik hören, Yoga …
- Notieren Sie mehrere Möglichkeiten, um sich vom gegenwärtigen Moment bewusst abzulenken: sich auf kreative Tätigkeiten konzentrieren (malen, handarbeiten, basteln …), die Lieblingsserie oder einen lustigen Film ansehen, in ein spannendes Buch vertiefen, beim Sport austoben, ein Sudoku lösen …

- Listen Sie drei bis fünf Personen auf, die imstande sind, Sie abzulenken, zu trösten, zum Lachen zu bringen und Ihnen gut zuzureden. Wen davon könnten Sie bei Bedarf anrufen, wen sogar persönlich treffen?

Angenehm satt und zufrieden sein

Kennen Sie das? Gerade eben waren Sie noch furchtbar hungrig und gefühlte zehn Sekunden später sind Sie zum Platzen voll? Kann es sein, dass Sie beim Essen abgelenkt waren? Oder dass Ihr Hunger bereits so extrem war (4 bis 5 auf der Skala), dass Sie Ihren Teller allzu hastig geleert haben?

Auch für das Sättigungsgefühl gilt: Wenn wir mit der Aufmerksamkeit nicht beim Essen sind, bemerken wir die anfänglichen Sättigungssignale gar nicht, sondern hören erst dann zu essen auf, wenn der Bauch unangenehm oder sogar schmerzhaft voll ist. Während einer Mahlzeit werden durch die allmähliche Magenfüllung Dehnungsrezeptoren in der Magenwand aktiviert und schicken ein erstes Sättigungssignal ans Gehirn. Sowie die ersten Nährstoffe vom Darm aufgenommen werden, kommt es zu weiteren Rückmeldungen. Der Körper braucht allerdings Zeit, um all diese Informationen zu verarbeiten, sodass es etwa 15 bis 20 Minuten dauert, bis ein Sättigungsgefühl spürbar wird. Wer schnell isst, hat gar keine Chance, den Sättigungspunkt rechtzeitig wahrzunehmen, weil man bis dahin bereits wesentlich mehr verschlungen hat, als der Körper tatsächlich benötigt.

»ACHTSAMKEITSÜBUNG«

Sättigung spüren

Geben Sie Ihrem Körper beim Essen die Möglichkeit, Ihnen rechtzeitig zu signalisieren, welche Portionsgröße ausreicht, um Sie angenehm satt und zufrieden zu machen. Die folgenden Anregungen können Sie dabei unterstützen:

- Sorgen Sie für eine ruhige Atmosphäre ohne Ablenkung beim Essen.
- Vermeiden Sie Essen im Stehen oder Gehen, weil Sie dabei die Sättigungssignale nicht richtig wahrnehmen können.
- Werden Sie zum »Langsamesser«: Nehmen Sie kleinere Bissen in den Mund und kauen Sie gründlich, orientieren Sie sich bezüglich des Esstempos an der langsamsten Person am Tisch.

- Eine weitere Entschleunigungsmöglichkeit besteht darin, nach jedem Bissen das Besteck abzulegen und sich ganz auf den Geschmack und die Körperreaktionen zu konzentrieren.
- Schätzen Sie zwischendurch wiederholt Ihr Sättigungsgefühl auf einer Skala von 1 bis 5 ein:

  1 = vages Sättigungsgefühl ohne konkretes Bedürfnis, mit dem Essen aufzuhören

  2 = leichtes Sättigungsgefühl – »als hätte ich gerade einen Snack gegessen«

  3 = angenehmes Sättigungsgefühl – »wie nach einer ausreichenden Mahlzeit«

  4 = drückendes, unangenehmes Sättigungsgefühl – »zum Platzen voll!«

  5 = extremes Sättigungsgefühl – schmerzhaft voll, evtl. mit Übelkeit
- Wenn Sie Ihren Wert gefunden haben, dann überlegen Sie kurz: Woran haben Sie das erkannt? Welche Körperempfindungen waren dabei wahrnehmbar?
- Übung für Fortgeschrittene: Versuchen Sie, mit der nichtdominanten Hand zu essen. Dadurch wird die gewohnte Hand-zu-Mund-Bewegung unterbrochen und Sie essen automatisch langsamer und auch weniger.

Beim achtsamen Essen geht es aber keineswegs darum, absichtlich weniger zu essen oder aufzuhören, obwohl man noch hungrig ist. Einschränkungen beim Essen erzeugen im Körper ein Mangelgefühl und machen uns umso anfälliger für anschließende Heißhungerattacken. Andererseits tut es niemandem gut, über das eigentliche Sättigungsgefühl hinaus zu essen, weil man sich danach sowohl körperlich als auch psychisch schlecht fühlt und langfristig gesehen seine Gesundheit gefährdet. Entscheidend ist, immer wieder im eigenen Körper »einzuchecken«, um die Signale wahrzunehmen, die Ihnen sagen, wann es Zeit ist zu essen bzw. damit aufzuhören. Wer seine Aufmerksamkeit beim Essen schult, reduziert gleichzeitig die Wahrscheinlichkeit, sich zu überessen.

Sinnlicher Genuss

Die größte Herausforderung beim Essen besteht darin, mit unserer Aufmerksamkeit im Mund zu bleiben, dort, wo der Genuss tatsächlich stattfindet und wo wir den köstlichen Geschmack des Essens mit unseren Sinnen erfassen können, sofern wir bewusst darauf achten. Sobald wir den Bissen schlucken, sind es nur noch Kalorien, denn vom Mund abwärts haben wir im weiteren Verlauf des Verdauungstraktes keine entsprechenden Sinnesorgane, um das Aroma (= Duftstoffe) oder den Geschmack einer Speise wahrzunehmen. Beim ersten Bissen fällt es uns oft noch leicht, mit der Aufmerksamkeit ganz im Mund präsent zu sein, weil das Geschmackserlebnis am größten ist: Die Geschmacksknospen auf der Zunge sind plötzlich hochaktiv, der Geruchssinn nimmt die im Rachenraum aufsteigenden Duftstoffe wahr, Tast- und Schmerzrezeptoren im Mundraum erkennen Konsistenz, Größe und Temperatur des Bissens sowie Eigenschaften, die wir als scharf, prickelnd, brennend oder stechend beschreiben.

All diese Wahrnehmungen werden beim ersten Bissen gleichzeitig aktiviert und bescheren uns eine intensive Sinneserfahrung. Beim zweiten und dritten Häppchen verarbeitet das Gehirn noch weitere Informationen, sodass die Geschmacksintensität eventuell noch ein wenig zunimmt, um dann relativ bald wieder abzuflauen. An dieser Stelle neigen viele Menschen unbewusst dazu, dem herrlichen Geschmack von vorhin »hinterherzujagen«, indem sie einfach mehr und mehr essen, ohne dabei wirklich zu schmecken. Stattdessen rufen sie die Erinnerung an den ersten Bissen ab, in der Hoffnung, die gleiche Geschmacksintensität wieder zu erleben. Leider ist genau das aufgrund eines biologischen Programmes gar nicht möglich: Unsere Geschmacksknospen gewöhnen sich rasch an einen Geschmackseindruck, was zur Abnahme der Schmackhaftigkeit während des Essens führt (fachsprachlich auch spezifisch sensorische Sättigung genannt). Mutter Natur wollte damit sicherstellen, dass wir nicht Unmengen vom Gleichen essen, sondern für Abwechslung auf unserem Teller sorgen und dadurch unterschiedliche Nährstoffe aufnehmen.

»Die Übungen haben mich von meiner Dauerbeschäftigung mit dem Thema Essen weggebracht, denn die Achtsamkeit hilft mir …

… mich insgesamt wohler zu fühlen.

… freundlicher mit mir umzugehen.

… klarer zu denken und nicht zu sehr gefühlsgesteuert zu handeln.

… in stressigen Momenten bei mir zu bleiben und mich zu beruhigen.«

Brigitte, 52 Jahre

Mit allen Sinnen genießen

Wenn Sie das Maximum an Genuss und Geschmack beim Essen auskosten wollen, zahlt es sich aus, besonders die ersten drei Bissen achtsam mit all Ihren Sinnen wahrzunehmen. So viel Zeit kann man sich auch in Gesellschaft nehmen, um bewusst zu essen, bevor man mit der Achtsamkeit wieder beim Tischnachbarn ist. Man unterhält sich ein wenig und lenkt die Aufmerksamkeit erneut auf die nächsten drei Bissen. Das gilt auch für den Büroalltag, falls Sie gezwungen sind, neben der Arbeit zu essen. Drei achtsame Bissen, dann ein wenig der Arbeit widmen, bevor man sich wieder bewusst dem Essen zuwendet.

Versuchen Sie, einmal in der Woche an einem ruhigeren Tag eine ganze Mahlzeit achtsam zu essen und Ihre Aufmerksamkeit der sinnlichen Wahrnehmung zu schenken. Spüren Sie dabei folgenden Fragen nach:

● Was mögen Ihre Augen besonders beim Essen? Ist es die bunte Auswahl an Farben und Formen? Achten Sie eher auf die Portionsgröße, Konsistenz oder Kombination der Speisen? Wenn Sie Ihr Essen bewusst mit den Augen erforschen, was können Sie dann alles erkennen?

- Welche Gerüche nimmt Ihre Nase wahr? Können Sie bestimmte Kräuter, Aromen, Gewürze oder einzelne Zutaten aufgrund des Geruchs benennen?

- Was gibt es im Mund alles zu entdecken? Welche Konsistenz (z.B. cremig, breiig, fest …), Temperatur, Oberflächenbeschaffenheit (pelzig, rau, glatt …), Größe und Geschmacksqualität (süß, sauer, salzig, bitter, umami*) nehmen Sie wahr?

- Welche Veränderungen bemerken Sie während des Kauens?

- Und welche Geräusche sind beim Essen wahrnehmbar? Haben Sie schon einmal bewusst zugehört, wie es klingt, wenn Sie in ein Stück Obst beißen, einen Schluck Kaffee trinken oder sich ein Butterbrot schmieren?

- Achten Sie auch auf Gedanken, die Ihnen vielleicht aufgrund der Speisenauswahl durch den Kopf gehen. Gibt es Bewertungen wie »erlaubt – verboten«, »gesund – ungesund« oder andere innere Kommentare? Wenn das Kopfkino auch beim Essen keine Pause macht, kann unser Geschmackserlebnis da-

---

* Umami (»herzhaft, intensiv, fleischig«) steht für die fünfte Geschmacksqualität, die unsere Zunge unterscheiden kann. Sie findet sich besonders in proteinhaltigen Nahrungsmitteln wie z.B. Fleisch oder Käse, aber auch in Tomaten und Pilzen.

durch negativ beeinflusst werden. In diesem Fall hilft es, sich daran zu erinnern, dass wir nicht all unsere Gedanken glauben müssen! Nehmen Sie einfach ein, zwei tiefere Atemzüge, lassen den Gedanken vorbeiziehen und kehren wieder zu den sinnlichen Erfahrungen im Körper zurück: Sehen, Riechen, Schmecken, Hören, Tasten.

Entdecken Sie den inneren Gourmet in sich

Wenn Sie sich erlauben, Ihr Essen wirklich zu genießen, heißt das nicht, dass Sie gierig und unersättlich werden. Ganz im Gegenteil! Sie wählen sehr bewusst aus, was Ihnen sowohl schmeckt als auch körperlich guttut, anstatt wahllos alles in sich hineinzustopfen. Genussvolles Essen hat rein gar nichts mit der Quantität der Speisen, sondern mit der Qualität Ihrer Aufmerksamkeit zu tun! Wollen Sie mehr vom Essen haben, brauchen Sie nicht mehr zu essen, sondern »nur« ganz präsent zu sein: bewusst atmen, entspannen, wahrnehmen und genießen.

Den Wendepunkt bemerken

Die Übungen in diesem Buch unterstützen Sie dabei, Ihre Körpersignale bewusster wahrzunehmen und dadurch Ihr Essverhalten genau an Ihren tatsächlichen Bedarf anzupassen. Hier noch eine Anregung, wie Sie vor allem Hunger- und Sättigungsgefühle besser wahrnehmen und differenzieren können und gleichzeitig genussvoll essen.

Der Hunger geht während des Essens nicht sofort in ein eindeutiges Sättigungsgefühl über, sondern erreicht bei null einen Punkt, an dem man nicht mehr hungrig ist, aber auch noch keine Sättigung spürt. Wenn Sie an diesem Übergangsbereich angekommen sind, ist das der beste Moment, um den Fokus von »Hunger stillen« auf »Sättigung wahrnehmen« zu verschieben. Nachdem keine Hungergefühle mehr präsent sind, fällt es jetzt auch leichter, das Esstempo zu reduzieren und langsam weiterzuessen, um die zunehmende Füllung des Magens und dadurch einsetzende erste Sättigungssignale wahrzunehmen.

Hunger 5 4 3 2 1 0 1 2 3 4 5 Sättigung

Achtsam essen wie ein Gourmet

- Schätzen Sie vor dem Essen Ihren Hunger auf einer Skala von 1 bis 5 ein.
- Überlegen Sie, wie groß Ihre Portion sein sollte, um diesen Hunger zu stillen.
- Achten Sie bei der Auswahl der Speisen auf Rückmeldungen von Ihren Augen, der Nase und dem Mund. Was spricht Ihre Augen an? Worauf reagiert die Nase? Und welche Geschmackserlebnisse wünscht sich der Mund?
- Essen Sie achtsam und lassen Sie alle Sinne daran teilhaben.
- Kauen Sie gründlich, um sowohl mehr Geschmack zu erleben als auch Ihre Verdauung optimal vorzubereiten.
- Legen Sie zwischendurch immer wieder Pausen ein, um Ihr Hungergefühl einzuschätzen.
- Sobald Sie beim Wert null angekommen sind (bzw. knapp davor oder danach), legen Sie kurz Ihr Besteck weg und beschließen, Ihre Aufmerksamkeit vom Hunger- auf das Sättigungsgefühl zu verschieben, z. B. indem Sie sich innerlich sagen: »Wenn ich angenehm satt bin, höre ich auf zu essen.«

- Essen Sie langsam weiter und versuchen Sie die zunehmende Sättigung wahrzunehmen.
- Beenden Sie die Mahlzeit, sobald Sie den Punkt der angenehmen Sättigung und Zufriedenheit erreicht haben.

»Ich bin jetzt zu mir nicht mehr strenger als zu meiner besten Freundin. Und wer einmal gelernt hat zu frühstücken, ohne dabei gleichzeitig die Zeitung zu lesen, Radio zu hören und E-Mails zu verschicken, der fühlt sich plötzlich mit der Ruhe viel wohler als mit dem viel gepriesenen Multitasking.«

Beatrix, 46 Jahre

Zum Abschluss:
Essenzielle Zutaten

Wenn Sie jetzt voller Begeisterung das achtsame Essen gleich in Ihrem Alltag erproben wollen, wunderbar! Ohne Ihren Enthusiasmus bremsen zu wollen, möchte ich Sie dennoch einladen, vorher noch einige Punkte bewusst zu reflektieren.

- Welche Erwartungen haben Sie in Bezug auf das achtsame Essen?
- Welche Ziele hat sich Ihre innere Perfektionistin für die Achtsamkeitspraxis gesetzt?
- Gibt es derzeit Belastungsfaktoren in Ihrem Leben, die Ihre volle Aufmerksamkeit erfordern, sodass es schwierig sein könnte, zusätzlich auch noch die Übungen aus diesem Buch in Ihren Alltag zu integrieren?
- Was würden Sie Ihrer besten Freundin raten, wenn diese sich in der gleichen Situation befände wie Sie jetzt gerade?
- Ausgehend davon, dass Sie fest daran glauben, dass Ihre Freundin es schaffen wird, Schritt für Schritt einen entspannteren Umgang mit Essen zu erlernen, welche zwei, drei Übungen würden Sie ihr besonders ans Herz legen? Was wäre un-

ter den gegebenen Lebensumständen am leichtesten umsetzbar?

Damit die Motivation Ihr treuer Wegbegleiter wird, ist es entscheidend, dass Sie selbst kleine Veränderungsschritte bewusst wahrnehmen und wertschätzen, statt sich nur aufs Endziel zu fokussieren und enttäuscht oder frustriert zu sein, wenn es nicht gleich auf Anhieb klappt.

Jede Veränderung ist ein Prozess. Sie werden alte Gewohnheiten, Glaubenssätze und emotionale Reaktionen nicht über Nacht ändern, weil das schlichtweg unmöglich ist. Dafür ist unser Gehirn viel zu komplex aufgebaut. Stattdessen können Sie sich auf dem Weg dorthin für jeden Versuch, anders zu denken oder zu handeln, bewusst Anerkennung schenken, denn es ist ein Schritt in die gewünschte Richtung!

Selbst wenn Sie beim Essen erneut über die Stränge schlagen, können Sie genau diese Gelegenheit nutzen, um zu lernen. Unter Umständen entdecken Sie dabei weitere Zusammenhänge, die Sie bisher einfach noch nicht berücksichtigt haben. Vielleicht ist es möglich, in solchen Momenten ganz bewusst eine mitfühlende, annehmende Haltung sich selbst gegenüber einzunehmen, so wie Sie es Ihrer besten Freundin gegenüber tun würden, wenn sie Ihnen von einem solchen Vorfall erzählt. Sie möchten ihr natürlich helfen und erkunden nun mit freundlicher Neugier, welche Gedanken, Gefühle oder körperliche Verfassung Ihre Freundin dafür anfällig gemacht haben, eine Ehrenrunde in altbekannten Verhaltensmustern zu drehen.

Was wäre in der Situation hilfreich gewesen? Was hätte sie gebraucht? Wie kann sie in Zukunft gut für sich sorgen, um anders mit dieser Herausforderung umgehen zu können?

Je wohlwollender und verständnisvoller Sie sich dem eigenen Verhalten zuwenden, umso mehr können Sie über sich erfahren und umso leichter gelingt es, Schritt für Schritt neue Gewohnheiten zu etablieren.

Mögen Sie auf Ihrer Reise schmackhafte Entdeckungen machen, genussvolle Momente erleben und eine liebevolle Verbindung zu Ihrer inneren besten Freundin aufbauen!

»Ich habe durch die Achtsamkeit gelernt, dass ich nicht jedem Gespräch folgen muss, dass mein Gegenüber nicht wichtiger ist als die Aufmerksamkeit, die ich auf mein Hungergefühl und meine Essensaufnahme verwende. Ich steuere nun selbst, wann ich esse und warum, was wohl der spürbarste Unterschied zu früher ist. Darüber hinaus ist es mir jetzt möglich, meine eigenen Grenzen immer besser einzuschätzen und sie nicht erst durch Übertretungen zu spüren, was mich beruflich erfolgreicher gemacht hat und auch zu mehr persönlicher Selbstbestimmung führt.«

Barbara, 34 Jahre

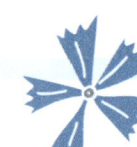

Danksagung

Vielen Dank an Heike Mayer vom Scorpio Verlag für das Interesse und die Bereitschaft, das Thema Achtsam essen in die Buchreihe »Achtsam leben« aufzunehmen.

Mein größter Dank gilt meiner wunderbaren Lehrerin Petra Tschögl, die mich vor nunmehr vier Jahren auf das achtsame Essen aufmerksam gemacht und dadurch einen Stein ins Rollen gebracht hat. Es war genau das fehlende Puzzleteil, das meine zwei beruflichen Schwerpunkte verbunden und meine Arbeit seither unglaublich bereichert hat.

Herzlichen Dank auch an Lienhard Valentin und Ursula Steimer von Arbor Seminare für ihre Unterstützung. Und natürlich möchte ich mich ganz besonders bei all meinen KursteilnehmerInnen bedanken.

Quellenangaben

Albertson, ER, Neff, KD und Dill-Shackleford, KE: »Self-compassion and body dissatisfaction in women: a randomized controlled trial of a brief meditation intervention.« *Mindfulness* 2015/6, S. 444–454

Daubenmier, J et al.: »Mindfulness intervention for stress eating to reduce cortisol and abdominal fat among overweight and obese women: an exploratory randomized controlled study.« *Journal of Obesity* 2011:651936

Eppel, ES, Tomiyama, AJ und Dallman, MF: »Stress and reward neural networks, eating and obesity.« In: Brownell Kelly D. und Gold Mark S.: *Food and Addiction. A Comprehensive Handbook*. New York: Oxford University Press, 2012

Gilbert, J et al.: »A qualitative study of the understanding and use of ›compassion focused coping strategies‹ in people who suffer from serious weight difficulties.« *Journal of Compassionate Health Care* 2014, Bd. 1:9, doi:10.1186/s40639–014-0009–5

Kristeller, JL, Baer, RA und Quillian-Wolever, R: »Mindfulness-based approaches to eating disorders.« In: Baer, Ruth A.: *Mindfulness-Based Treatment Approaches. Clinician's guide to evidence base and applications*. San Diego: Elsevier Academic Press, 2006, S. 75–91

Kristeller, JI und Hallett, CB: »An exploratory study of a meditation-based intervention for binge eating disorder.« *Journal of Health Psychology* 1999/4, S. 357–363

Mantzios, M und Wilson, JC: »Exploring mindfulness and mindfulness with self-compassion-centered-interventions to assist weight loss: theoretical considerations and preliminary results of a randomized pilot study.« *Mindfulness*. doi 10.1007/s12671–014-0325-z, 2014

Neff, KD: »The development and validation of a scale to measure self-compassion.« *Self and Identity*. 2003/2 (3), S. 223–250

Robinson, E. et al: »Eating attentively: a systematic review and meta-analysis of the effect of food intake memory and awareness on eating.« *American Journal of Clinical Nutrition* 2013/97, S. 728–742

Zum Weiterlesen

Bays, Jan Chozen: *Achtsam Essen*. Freiamt: Arbor, 2011.

Brähler, Christine: *Selbstmitgefühl entwickeln: Liebevoller werden mit sich selbst*. München: Scorpio, 2015.

Mayer, Heike: *Achtsam leben: Das kleine 1x1 für ein Leben im Hier und Jetzt*. München: Scorpio, 2015.

Neff, Kristin: *Selbstmitgefühl. Wie wir uns mit unseren Schwächen versöhnen und uns selbst der beste Freund werden*. München: Kailash, 2012.

Roth, Geneen: *Fühle dich selbst und iss, was du willst. Wie Frauen Frieden mit sich selbst und ihrem Körper schließen*. München: Goldmann, 2014.

Lebenshilfe auf
den Punkt gebracht

Achtsamkeit hilft uns, mit den Herausforderungen des Lebens geschickter umzugehen – und dabei die kleinen Freuden des gegenwärtigen Augenblicks aus vollem Herzen zu genießen. Die kompakten Pocketguides bieten einen unkomplizierten Einstieg: Eine Fülle an Übungen und Impulsen zeigt, wie sich Achtsamkeit konkret im Alltag umsetzen lässt.

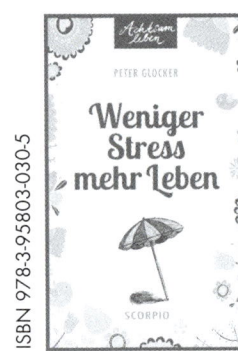

ISBN 978-3-95803-030-5

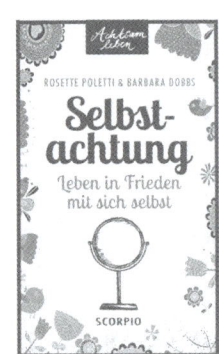

ISBN 978-3-943416-93-0

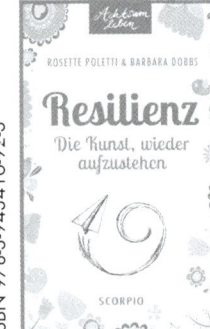

ISBN 978-3-943416-92-3

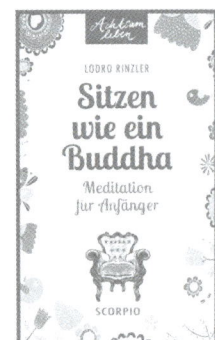

ISBN 978-3-95803-032-9

Weitere erfolgreiche Titel aus der Reihe »Achtsam leben«

»Das größte aller Wunder ist es,
lebendig zu sein. Achtsamkeit ermöglicht uns,
dieses Wunder zu berühren.«
Thich Nhat Hanh

Mehr über unsere Bücher unter www.scorpio-verlag.de

ISBN 978-3-95803-008-4

HEIKE MAYER

Achtsam leben

Das kleine 1×1
für ein Leben im
Hier und Jetzt

SCORPIO

ISBN 978-3-95803-009-1

CHRISTINE BRÄHLER

Selbstmitgefühl entwickeln

Liebevoller werden
mit sich selbst

SCORPIO

ISBN 978-3-95803-029-9

SYLVIA WETZEL

Vertrauen

Finden, was mich
wirklich trägt

SCORPIO

ISBN 978-3-95803-046-6

ANJA SIEPMANN

Gelassen arbeiten

Wie Achtsamkeit
den Berufsalltag
erleichtert

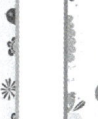

SCORPIO